西部精神医学协会&成都医学会
Western China Psychiatric Association
& Chengdu Medical Association

双相情感障碍及其非典型症状识别与优化治疗方案共识

Consensus of Identification and Optimize Therapeutic Scheme of Bipolar Affective Disorder and Its Atypical Symptoms

（2013～2015）

孙学礼　张　旭 等　编著
Authors: Xueli Sun, Xu Zhang，et al.

科学出版社
北　京

内 容 简 介

本共识基于“大医学”的视角去解读双相情感障碍，提出双相情感障碍实质上是生物及心理“节律障碍”的理念，与睡眠、血压、内分泌等生物节律障碍有同源性；基于这一理念，同时提出了对双相情感障碍的“三联”优化治疗方案，并展示了在30多家临床单位的现场测试中所获得的相关证据。书中还提出了对双相情感障碍与其他任何慢性非感染性疾病一样，存在着“前驱期症状”，即非典型症状，并在现场测试资料中证实了这一观点。此外，根据临床的第一手资料，本共识还对各种类型的双相情感障碍的具体用药提出了建议。

本共识为从“大医学”视角来认识双相情感障碍这一常见专科疾病提供了思路，适合临床医师、护理人员，以及医院管理者和广大医学生参考使用。

图书在版编目(CIP)数据

双相情感障碍及其非典型症状识别与优化治疗方案共识／孙学礼等编著. —北京：科学出版社，2016.3

ISBN 978-7-03-047467-4

Ⅰ. 双… Ⅱ. 孙… Ⅲ. 情感性精神病–治疗 Ⅳ. R749.405

中国版本图书馆CIP数据核字(2016)第043701号

责任编辑：丁慧颖 杨小玲／责任校对：胡小洁
责任印制：赵 博／封面设计：陈 敬

科学出版社出版
北京东黄城根北街16号
邮政编码：100717
http://www.sciencep.com
北京市金木堂数码科技有限公司印刷
科学出版社发行 各地新华书店经销
*
2016年3月第 一 版 开本：A5（890×1240）
2025年3月第六次印刷 印张：7 3/4
字数：224 000

定价：32.00元

（如有印装质量问题，我社负责调换）

《双相情感障碍及其非典型症状识别与优化治疗方案共识》编著委员会

（按姓氏笔画排序）

丁志杰　（天水市第三人民医院）
王　雪　（四川大学华西医院）
王艺明　（贵阳医学院附属医院）
王金祥　（四川大学华西临床医学院）
王洪明　（成都市第四人民医院）
王德燧　（广元市精神卫生中心）
艾　明　（重庆医科大学附属第一医院）
冯　杰　（攀枝花市第三人民医院）
朱学文　（重庆市渝中区精神卫生中心）
刘　川　（德阳市人民医院）
刘　平　（德阳市人民医院）
刘　鹰　（贵州省第二人民医院）
刘可智　（西南医科大学附属医院）
刘成文　（自贡市精神卫生中心）
刘均富　（自贡市精神卫生中心）
刘璨璨　（四川大学华西临床医学院）
孙　燕　（山西大医院）
孙学礼　（四川大学华西医院）

苏华龙　（重庆市精神卫生中心）
杜　娜　（四川大学华西临床医学院）
杜　鹃　（成都416医院）
李　刚　（天水市第三人民医院）
李　军　（四川省复员退伍军人医院）
李　海　（楚雄州人民医院）
李小麟　（四川大学华西医院）
李中祥　（成都市德康医院）
李正发　（南充市精神卫生中心）
李成林　（成都市德康医院）
李爱萍　（山西大医院）
李朝祥　（重庆市綦江区精神卫生中心）
杨　红　（山西大医院）
杨　宏　（德阳市精神卫生中心）
杨　昆　（绵阳市第三人民医院）
杨　睿　（西安市中心医院）
杨东东　（成都中医药大学附属医院）
杨彦春　（四川大学华西医院）
肖德荣　（重庆市北碚区精神卫生中心）
吴孝萍　（绵阳市中心医院）
何小林　（云南省心理卫生中心）
邹荣珍　（重庆市北碚区精神卫生中心）
闵文娇　（四川省人民医院）
况　利　（重庆医科大学附属第一医院）
张　旭　（四川西南司法鉴定中心）

张　岚（四川大学华西医院）
张　波（四川大学华西医院）
张　清（重庆市永川区精神病院）
张月良（攀枝花市第三人民医院）
张玉清（成都军区昆明总医院）
张世伦（重庆市江津区精神卫生中心）
张永录（天水市第三人民医院）
张英辉（广元市精神卫生中心）
张桂清（石河子大学医学院第一附属医院）
阿茹晗（四川大学华西临床医学院）
陈　勤（重庆市精神病院）
陈佳佳（成都市第四人民医院）
罗　明（攀枝花市第三人民医院）
周　波（四川省人民医院）
周亚玲（四川大学华西临床医学院）
段劲峰（绵阳市中心医院）
段明君（成都市第四人民医院）
秦小荣（成都市第四人民医院）
秦正伟（广元市精神卫生中心）
贾　敏（玉溪市第二人民医院）
徐向东（乌鲁木齐市第四人民医院）
殷　莉（四川大学华西医院）
高成阁（西安交通大学第一附属医院）
高烽宸（绵阳市第三人民医院）
郭　菁（四川大学华西临床医学院）

黄　颐（四川大学华西医院）
黄羽兰（四川省人民医院）
黄国平（绵阳市第三人民医院）
黄宣银（绵阳市第三人民医院）
黄雪竹（南充市中心医院）
谌德荣（石河子市绿洲医院）
曾凡敏（西南民族大学）
蔡　捷（南充市精神卫生中心）
蔡端芳（自贡市精神卫生中心）
廖宗炳（四川大学华西临床医学院）
谭　伟（自贡市精神卫生中心）
谭友果（自贡市精神卫生中心）

The Committee

Aiping Li (Shanxi Dayi Hospital)

Bo Zhang (West China Hospital, Sichuan University)

Bo Zhou (Sichuan Provincial People's Hospital)

Cancan Liu (West China School of Medical, Sichuan University)

Chaoxiang Li (Mental Health Center of Qijiang District, Chongqing)

Chengge Gao (The Affiliated Hospital of Xi'an Jiaotong University)

Chenglin Li (Chengdu Mental Health Hospital)

Chengwen Liu (Zigong Mental Health Center)

Chuan Liu (People's Hospital of Deyang City)

Derong Shen (Shihezi Lvzhou Hospital)

Derong Xiao (Mental Health Center of Beibei District, Chongqing)

Desui Wang (Guangyuan Mental Health Center)

Dongdong Yang (Teaching Hospital of Chengdu University of T.C.M)

Duanfang Cai (Zigong Mental Health Center)

Fanmin Zeng (Southwest University for Nationalities)

Fengchen Gao (The Third people's Hospital of Mianyang)

Gang Li (The Third People's Hospital of Tianshui)

Guiqing Zhang (The First Affiliated Hospital of Shihezi University School of Medicine)

Guoping Huang (The Third people's Hospital of Mianyang)

Hai Li (Chuxiong Prefecture People's Hospital)

Hong Yang (Deyang Mental Health Center)

Hong Yang (Shanxi Dayi Hospital)

Hongming Wang (The Fourth People's Hospital of Chengdu)

Hualong Su (Chongqing Mental Health Center)

Jiajia Chen (The Fourth People's Hospital of Chengdu)

Jie Cai (Nanchong Mental Health Center)

Jie Feng (The Third People's Hospital of Panzhihua)

Jin Guo (West China School of Medical, Sichuan University)

Jinfeng Duan (Mianyang Central Hospital)

Jinxiang Wang (West China School of Medical, Sichuan University)

Juan Du (The 416th Hospital of CNNC)

Jun Li (Retired Veterans Hospital in Sichuan Province)

Junfu Liu (Zigong Mental Health Center)

Kezhi Liu (The Affiliated Hospital of South West Medical University)

Kun Yang (The Third People's Hospital of Mianyang)

Lan Zhang (West China Hospital, Sichuan University)

Li Kuang (The Department of Psychiatry of the First Affiliated Hospital of Chongqing Medical University)

Li Yin (West China Hospital, Sichuan University)

Min Jia (The Second People's Hospital of Yuxi)

Ming Ai (The Department of Psychiatry of the First Affiliated Hospital of Chongqing Medical University)

Ming Luo (The Third People's Hospital of Panzhihua)

Mingjun Duan (The Fourth People's Hospital of Chengdu)

Na Du (West China School of Medical, Sichuan University)

Ping Liu (People's Hospital of Deyang City)

Qin Chen (Chongqing Mental Health Hospital)

Qing Zhang (Mental Health Center of Yongchuan District, Chongqing)

Rongzhen Zou (Mental Health Center of Beibei District, Chongqing)

Ruhan A (West China School of Medical, Sichuan University)

Rui Yang (Xi'an Central Hospital)

Shilun Zhang (Mental Health Center of Jiangjin District, Chongqing)

Wei Tan (Zigong Mental Health Center)

Wenjiao Min (Sichuan Provincial People's Hospital)

Xiangdong Xu (The Fourth People's Hospital of Wulumuqi)

Xiaolin He (Mental Health Center of Yunnan Province)

Xiaolin Li (West China Hospital, Sichuan University)

Xiaoping Wu (Mianyang Central Hospital)

Xiaorong Qin (The Fourth People's Hospital of Chengdu)

Xu Zhang (Sichuan Forensic Expertise Center in Southwest China)

Xuanyin Huang (The Third People's Hospital of Mianyang)

Xue Wang (West China Hospital, Sichuan University)

Xueli Sun (West China Hospital, Sichuan University)

Xuewen Zhu (Mental Health Center of Yuzhong District, Chongqing)

Xuezhu Huang (Nanchong Central Hospital)

Yaling Zhou (West China School of Medical, Sichuan University)

Yan Sun (Shanxi Dayi Hospital)

Yanchun Yang (West China Hospital, Sichuan University)

Yi Huang (West China Hospital, Sichuan University)

Yiming Wang (The Affiliated Hospital of Guiyang Medical College)

Ying Liu (The Second People's Hospital of Guizhou province)
Yinghui Zhang (Guangyuan Mental Health Center)
Yonglu Zhang (The Third People's Hospital of Tianshui)
Youguo Tan (Zigong Mental Health Center)
Yueliang Zhang (The Third People's Hospital of Panzhihua)
Yulan Huang (Sichuan Provincial People's Hospital)
Yuqing Zhang (Kunming General Hospital, Chengdu Military Region)
Zhengwei Qin (Guangyuan Mental Health Center)
Zhengfa Li (Nanchong Mental Health Center)
Zhijie Ding (The Third People's Hospital of Tianshui)
Zhongxiang Li (Chengdu Mental Health Hospital)
Zongbin Liao (West China School of Medical, Sichuan University)

序

业内界定：双相情感障碍是一种常见的精神疾病，指既符合症状学诊断标准的躁狂或轻躁狂发作，又有抑郁发作的一类心境障碍。躁狂和抑郁常反复循环或交替出现，但也可以混合方式存在。每次发作症状往往持续一段时间（躁狂发作持续 1 周以上，抑郁发作持续 2 周以上），并对患者的日常生活及社会功能等产生不良影响。流行病学调查显示典型的双相情感障碍患病率在 1%左右，属于重要的精神专科疾病之一。

上述对双相情感障碍的“标准化”表述延续了数十年，似乎是一个根本不用再去讨论的问题，而剩下的事情只是研究其发病机制并积极寻找其病因；找到更好、更快捷的治疗方法；研发更有效及不良反应更小的药物等“锦上添花”的工作。但在此需要质疑的问题主要包括以下几方面：①疾病的界定问题。严格意义上讲，疾病是一个社会学概念而非医学概念，其意义在于为社会保险、劳动能力界定、家庭看护等提供依据。当然，疾病的界定对于确定医学的工作范围以及相关技术的发展也同样有意义。医学界对疾病概念有过长期的讨论，首先，有人认为病理损害应该称为疾病，但反对者认为有的病理损害或病理改变不具疾病特征，也不能称为疾病，如“鸡眼”；又有人提出个体感到痛苦称为疾病，但反对者认为痛苦情况很多，如失恋、过度劳累等，此外精神病学中被医学界明确界定为疾病的躁狂症，患者比正常状态时的体验还愉快。基于这些情况，痛苦等于疾病的说法被否定。目前医学界对疾病的界定实际上是基于对健康概念的延伸。众所周知，生理、心理、社会的完满状态被视为健康，不完满状态理应被视为亚健康，而当这种亚健康状态达到影响个体的社会功能或给本人带来严重痛苦时（精神或躯体），便将这种情况视为医学应予以干预的亚健康状态，即“疾病”。据此可以认为，医学领域所称的“疾病”是一个连续的过程，而非一种静止的状态。例如，糖代谢某些指标超过一定范围则称为“糖耐量异常”，当这种异常达到一定程度，便称为“糖尿病”，而再由此进一步发展，就可以出现皮肤、肾脏、血管、心脏等多器官损害，随着上述过程的发展，医学介入的范围会越来越广，介入程度会越来越深。既然业内皆认同双相情感障碍属医学范畴内的“疾病”，那么目前在国内外的分类及诊断体系中，均缺少对双相情感障碍前驱期、并发症期以及终末期方面的临床观察、研究及相应的共识。而这种情况的结果首先是使临床工作中对许多病例的诊断及治疗陷入困境。如某双相情感障碍Ⅱ型的患者在多次抑郁发作后，于其病期的第 10 年才出现躁狂发作，那么就意味着该患者在其发病 10 年后才会被确诊，这种情况如果普遍存在，也就意味着有必要质疑目前对双相情感障碍诊断方法的科学性。②情感是个体对外界事物的不同看法所产生的不同的内心体验，如“喜、怒、哀、思、悲、惊、恐”。也就是说，个体情感的变化本属正常情况，要确定是否属于病理性抑郁、焦虑、躁狂，需要病理生理、病理心理方面的证据并在业内取得共识，仅靠目前的现象描述是远远不够的。否则就会陷入：太高兴就是“躁狂”、忧伤就等于“抑郁”的非科学局面。③目前对双相情感障碍的治疗原则、治疗方法等问题也存在较大争议，如抗抑郁剂的使用问题、心境稳定剂的应用问题等。

正是基于上述考虑，西部精神医学协会与成都医学会共同组织国内相关单位的精神卫生临床专业人员，针对双相情感障碍前驱症状（非典型症状）识别、优化治疗方案以及双相情感障碍的病理生理、病理心理诊断标志等问题，从 2013 年开始，在统一设计、采用统一的检测手段以及统一分析资料的情况下，对近两年来在临床工作中所诊治的案例进行观察、分析、总结，从而希望达成在双相情感障碍的优化治疗方案、对双相情感障碍非典型症状的识别以及提示双相情感障碍生物学标记等方面的共识。在近两年的工作中，通过对 1200 余例典型及非典型案例在自然诊疗条件下的诊治结果分析，得出了目前的初步“共识”，希望在对双相情感障碍的识别及治疗方面有所帮助，并且希望国内更多的精神卫生机构能够参与其中，提供更多的临床信息以达成今后1年乃至数年的新共识，为从新的角度探索双相情感障碍及其非典型症状的诊断、治疗、发病机制等尽绵薄之力。

孙学礼

Preface

Xueli Sun

The medical community has defined bipolar disorder as a common psychological disease, a mood disorder that contains both manic or hypomanic episodes and depressive episodes which fulfill symptomatic diagnostic criteria. Generally mania and depression occur in recurrent cycle or alternatively, but they can also co-exist. In each episode, symptoms tend to persist for a period of time (1 week or more with manic episodes, and 2 weeks or more with depressive episodes), and pose adverse impacts on patient's daily life and social functions. Epidemiological survey has suggested incidence rate of typical bipolar disorder is around 1%, making it an important disease in psychiatry.

The standardized description of bipolar disorder mentioned above has been in use for decades, and seems to be a unquestionable definition. What is left to do next is to "put icing on the cake", namely investigating its pathogenesis and actively search for its etiology; finding better and faster treatment methods; and developing drugs that are more effective with less adverse effects. However, some issues that need to be addressed include the following: ① the definition of the disease. Technically, disease is a sociological concept, rather than a medical concept, and such sociological concept has implication to social security, classification of labor capacity, and family care. Of course, the definition of a disease has equal implication to defining the scope of medical work and development of specialized techniques. The medical community has discussed concept of the disease over a long time. First of all, some believe pathological damage should be addressed as disease, while opponents believe some pathological damage or pathological changes are not associated with features of a disease, nor do they qualify as a disease, such as "corn"; Still some propose that a pain that is perceived by any individual should be considered a disease, while opponents believe pain exists in many occasions and scenarios, for example, a breakup or over exertion. Furthermore, in psychiatry, mania, which is clearly defined as a disease by the medical community, makes patients happier than usual. Based on these issues, the notion that pain equals to disease is not well accepted. Currently, the medical community defines disease based on the definition of health. It is well-known that health is defined as a state of complete physical, mental, and social well-being, while incomplete state should be considered sub-health. When sub-health is severe enough to affect individual's social functions or bring pain (either psychological or physical) to an individual, it becomes a state that merits medical intervention, that is, a "disease". Based on this definition, to the medical community "disease" is a continuous process, rather than a static state. For example, "impaired glucose tolerance" is established when some parameters of glucose metabolism exceed certain limits; when such impairment reaches a certain severity, it becomes diabetes. As it goes further, it can cause damage to multiple organs, including skin, kidney, blood vessels, and heart. Along the process mentioned above, medical interventions become more extensive as well as more intensive. The medical community considers bipolar disorder a medical "disease", but there is no description of clinical observation in prodromal phase, complication phase and end stage of bipolar disorder in classification and diagnostic systems at home and abroad, as well as studies and relevant consensus on bipolar disorder. This inconsistency can, first of all, put diagnosis and treatment of many cases into dilemma in clinical practice. For example, when a patient with type Ⅱ bipolar disorder only has a manic episode after many depressive episodes over a course of disease of 10 years, that means the patient is only confirmed with bipolar disorder 10 years after onset. If such situation occurs frequently, that means current approach to diagnosis of bipolar disorder must be questioned for its rationality. ②Emotion is a variety of inner experience induced by how an individual perceives all sorts of external things, such as "joy, anger, grief, reflection, sadness, frightening, and fear". That is, emotional changes are a part of normal life. Defining pathological depression, anxiety and mania requires patho-physiological and patho-psychological evidence, and must be universally agreed within the medical community. An abstract description of the disease is far from adequate. Otherwise, there will be an awkward situation where over joy is considered "mania", and sorrow equals to "depression". ③Currently, there are some controversies on treatment principles and methods of bipolar disorder, such as the use of anti-depressants, and the use of mood-stabilizers.

Based on the considerations above, the West China Psychiatric Association (WCPA) and the Chengdu Medical Association (CMA) in joint efforts organized clinical psychiatric specialists from relevant institutions across the country to work on issues including identification of prodromal symptoms (atypical symptoms), treatment optimization, and patho-physiological and patho-psychological diagnostic markers in bipolar disorder. Starting from 2013, cases diagnosed and treated in the past 2 years were observed, analyzed, and summarized using consistent study design and consistent detection methods with data collectively analyzed, in the hope of reaching consensus in terms of optimal treatment regimen, recognition of atypical symptoms, and signaling biomarkers in bipolar disorder. A primary "consensus" has been reached by analyzing diagnostic and therapeutic results from more than 1200 typical and atypical cases which were diagnosed and treated under natural conditions over the past 2 years. Our hope is that it is helpful in identification and treatment of bipolar disorder and more psychiatric institutions in the country can join our effort and provide more clinical information, so that we can reach a new consensus in the coming year or few years, and thus make our share of contribution to the investigation into diagnosis, treatment, and pathogenesis of bipolar disorder and its atypical symptoms from a new perspective.

目录/Contents

第一章　双相情感障碍的相关问题

第一节　对双相情感障碍概念及临床特征的解读

双相情感障碍是一种常见的精神疾病，指既符合症状学诊断标准的躁狂或轻躁狂发作，又有抑郁发作的一类心境障碍。躁狂和抑郁常反复循环或交替出现，但也可以混合方式存在。每次发作症状往往持续一段时间（躁狂发作持续 1 周以上，抑郁发作持续 2 周以上），并对患者的日常生活及社会功能等产生不良影响。流行病学调查显示典型的双相情感障碍患病率在 1%左右，属于重要的精神专科疾病之一。从前面的表述来看，“躁狂发作”和“抑郁发作”的界定是识别双相情感障碍的关键，因此，认识躁狂综合征和抑郁综合征就是认识双相情感障碍的第一个关键问题。

一、躁狂综合征

躁狂综合征是以持续心境高涨为主要表现的精神病理综合征，归纳起来，其具体表现可以分为主要表现和伴随症状两个部分。

（一）躁狂综合征的主要症状

顾名思义，躁狂综合征的主要表现显然是持续心境高涨。值得说明的几点问题如下。

1. 在此所说的“持续”是指心境的高涨至少在 1 周以上。

2. 从临床大量案例的观察看，1 周以上的心境不稳定或易激惹与心境高涨在判定躁狂综合征方面有同等重要的意义。对“激惹”症状的识别值得注意。以防卫为目的的攻击为“激越”，而以掌控为目的的攻击才能称为“激惹”。当 1 个人接近 1 只狗的安全范围后，狗会不安、狂吠和跃跃欲试地攻击，这种情况主要表明狗的恐惧。生活中这种对峙可能会有 3 种结局：一是人坚守不动，狗会逐渐安静下来；二是人也表现出跃跃欲试地攻击，狗的反应可能是逃跑或继续对峙和狂吠；三是人逃跑，此时狗真正攻击人的可能性最大，理由很简单，刚才人的出现使其受到惊吓，而现在人的逃跑证明对方不如自己，因此狗就会由恐惧变成愤怒，于是就形成对人的真正攻击行为，这就是“激越”的最好例证。因此激越是焦虑的表现之一。而虎的攻击是以掌控为目的的，这种攻击会在较为自信的情况下进行，如捕食或在行为受阻以后所出现的愤怒均属这种情况，这便是“激惹”的最好说明。激越和激惹可能的区别在于：①前者是被动的，即为对外界刺激的应对，而后者更趋于主动；②前者与焦虑相关的精神及躯体症状相伴随，而后者则与心境高涨的相关症状相伴随。由于激惹是判定躁狂综合征的重要依据之一，对此症状的识别值得注意。

3. 研究表明，持续的心境高涨或激越是基于患者的认知功能改变，即自我概念和自我评价的改变。因此判定是否为病理性躁狂综合征的关键不是患者的“高兴”、“活动增多”等，而是患者是否存在病理性躁狂综合征的认知功能改变。识别这种认知功能的改变是判定病理性躁狂综合征的关键。

4. 客观反映心境高涨的具体指针包括内心体验和外在表现。内心体验主要源于患者对自己情感体验的描述，外在表现主要是源于临床观察。最能反映心境高涨的外在表现从生物学角度看主要是高代谢综合征的部分表现，而心境高涨的精神、行为症状主要包括言语及行为的明显增多。

（二）躁狂综合征的伴随症状

对所谓“伴随症状”需要说明的问题如下。

1. 所谓伴随症状就意味着在该综合征中可以完全不出现，也可以仅是部分出现或可以以不同的组合出现，这表明伴随症状的出现与否不能作为判断躁狂综合征是否存在的依据，而躁狂综合征的认知功能改变才是认定躁狂综合征的关键。此外，伴随症状可以以不同组合的方式出现，表明躁狂综合征临床表现形式的多样性。

2. 认知方面的伴随症状：包括敏感性增高，如对声音、冷热等；思维方面的伴随症状首先是思维形式障碍，包括思维联想速度的加速以及思维内容的增多，“思维奔逸”是这类表现的最好表述。此外，躁狂综合征也可出现思维内容方面的障碍，如出现夸大妄想、被害妄想、关系妄想等。至于出现思维障碍的病理心理过程值得业内进一步去研究分析，特别是从对个案的分析中得到对该问题的更深入了解。如对某些个案的分析发现，被害妄想的产生是因为患者在自我评价增高的情况下对周围环境的警觉性增高的结果。这种分析有助于对妄想症状的进一步理解，也有助于精神病学临床领域的鉴别诊断。认知方面的伴随症状还包括注意功能的异常。基础心理学提示，注意包括 3 个成分，即注意紧张度、注意分配和注意转移。躁狂综合征患者可能出现的注意问题有注意分配和注意转移方面的问题，因此患者可以表现出干事有始无终以及随境转移的情况。而多动-注意障碍所出现的注意问题是注意紧张度的障碍，两者的鉴别涉及两种精神疾病的鉴别，值得注意。

3. 行为方面的伴随症状：包括 3 个方面，一是草率行为的增加，这应该与患者的认知功能改变相关；二是冲动和攻击行为；三是本能行为异常，包括食欲增加、性欲增强、睡眠需要量减少等情况。由于本共识对这方面症状的认识与以往没有明显的不同，因此对这方面症状在此不做详细的阐述。

二、抑郁综合征

抑郁综合征是以病理性抑郁心境为主要表现，同时可伴随思维、行为症状的临床综合征。与躁狂综合征表述一致，抑郁综合征仍然包括主要症状与伴随症状两大部分。

（一）抑郁综合征的主要表现

顾名思义，抑郁综合征的主要表现显然是抑郁心境。心理学概念提示，心境是相对较长一段时间内的平均情感状态，在抑郁心境的界定方面，业内统一认为以抑郁情感持续存在 2 周为基本标准。此外，对抑郁心境的识别是根据患者本人的描述，即内心体验以及外在表现两个方面来达成的。抑郁的内心体验主要强调患者的压抑体验而非忧伤或沮丧。外在表现方面，兴趣的下降或缺失是判定病理性抑郁的重要标志，这一点在国内外的相关“共识”或“指南”中并无争议，关键在于对这一情况的解读。实际上，之所以将此项症状作为判定病理性抑郁的关键标志，是因为兴趣下降或缺乏反映了个体的认知功能障碍，即不能赋予行为的意义。人生的过程实际上是排队从一端走向另一端的过程。从中国目前的情况来看，个体从 3 岁开始就在接受培训，6 岁起就踏上了“漫漫求学路”，学习成为终生必须伴随的行为。学习、工作的目的是为了生存，而生存的目的又有不断地学习、工作相伴随，人的一生就这样很快结束，从这种叙述看，人生实在没有什么意思。但多数人却活得津津有味，甚至自始至终充满激情，这是因为正常个体能够赋予自己行为意义，因此不能赋予行为意义应该是病理性抑郁的核心认知功能障碍，也是抑郁综合征出现无望、无助、无价值和自责、自罪、自杀等情况的基础。与之比较，当个体出现经济损失或升职遇到阻碍的时候也可以出现情绪低落、失望、沮丧等，但那恰恰是因为目标受阻或其某些愿望没有实现所带来的情绪反应，这种反应正好说明该个体对自己的行为没有丧失希望和所赋予的意义，而作为个体对这类情况的普遍反应均除自身的负性情绪外，总是将行为受阻归因于外界，将“攻击”对象指向外界，这正是应激相关障碍的病理心理过程，应注意区别。正如前面所述，病理性抑郁不能赋予生活意义的直接结果是出现“三无”症状和“三自”症状。所谓“三无”症状是指患者出现无望、无助和无价值感。无望强调的是患者感到自己的生活或生命无论是现在还是将来都没有或体验不到希望；无助是患者体验到自身的孤立无援，而无论外界是否提供帮助；无价值感是指患者感到自己的存在无论对自己还是对外界都毫无价值。三无症状是患者存在不能赋予生活意义的认知功能改变的进一步提示。“三自”

症状即自责、自罪、自杀。自责有两层意思，一是过分责备自己、埋怨自己，二是做事总后悔或遇事犹豫不决或根本不能决定的情况；自罪是指患者出现过分夸大自己的失误，甚至出现毫无根据地坚信自己存在某种罪恶的情况，即出现罪恶妄想的情况；自杀是有意识的以结束自己生命为目的的行为，造成的后果是当事人的死亡。在此要注意的问题有两点，一是应注意判定自杀重要的是了解个体的动机而不能仅看行为，特别要注意与由于心身痛苦或意识障碍情况下所出现的自伤行为相区别，二是自杀动机的形成和行为的达成是一个渐进的过程，对此过程的了解和界定有利于对抑郁严重程度的评估和对抑郁综合征风险程度的评估。求死的愿望出现，而求生的愿望大于求死动机的情况称为自杀观念，自杀观念一般不被外界所察觉，而在自杀观念比较强烈的情况下，反映自杀观念的情景包括患者较为频繁地抱怨生活没有意思、不经意地了解什么样的死法不痛苦等；求死的动机大于求生的欲望，而求生的欲望仍然存在的情况下所出现的不坚定的自杀行为称为自杀企图，如跳楼跳低楼层、吞服不足剂量的药物、在公开场合采取自杀行为等，自杀企图是防范自杀的最佳时机；自杀动机非常坚决的情况下，由于客观条件的限制或个体相关知识的欠缺导致自杀行为的失败，这种情况称为自杀未遂，自杀未遂必须坚决地给予医学援助及心理援助，否则再出现的自杀行为会更坚决和更隐蔽。与前面趋利行为受阻后所表述情况相反，“三无”症状和“三自”症状进一步反映了病理性抑郁患者将攻击目标指向自身的情况。

（二）抑郁综合征的伴随症状

对“伴随症状”需要说明的问题如下。

1. 与躁狂综合征所表述的情况相同，所谓伴随症状是指可以或经常出现于抑郁综合征的精神或躯体症状，这些症状可以以不同的组合出现，这表明了抑郁综合征临床表现的多样性，这些症状的出现与否不能成为判定是否存在抑郁综合征的必要证据，但有的伴随症状可以作为判定抑郁综合征的重要参考。

2. 认知方面的伴随症状包括：①感知觉的敏感性下降；②可出现各种内容的知觉障碍，如听幻觉、嗅幻觉、内脏幻觉等；③可出现思维迟缓以及各种内容的妄想，特别常见的仍然是关系妄想、被害妄想等；④可出现注意紧张度下降、注意分配障碍以及注意转移方面的障碍，具体表现为注意力不集中、将心理活动同时指向两个或两个以上的目标困难、注意转移潜伏期延长或困难。

3. 意志、行为方面的伴随症状包括：①在不能赋予行为意义的认知背景基础上，意志、行为方面的伴随症状首先是意志减退，是否存在明显的意志减退表现是判定抑郁综合征严重程度的重要指征之一。②在行为方面所出现的伴随症状主要是动作、行为的抑制，抑郁性目僵是该类情况的极端表现。③在本能行为方面，抑郁综合征患者可以出现进食行为的明显变化。食欲缺乏和进食行为的抑制是常见的进食行为异常，因此这类患者可以随之出现体重的明显下降。有的患者也可以出现明显的食欲增加和进食行为的增强，这类患者所随之出现的问题是体重的明显增加。业内对于进食行为增强个案的病理心理解读是进食行为可获得快感，在心境低落情况下的进食行为增强是因为患者希望通过进食来缓解内心感受的痛苦。④在本能行为方面，抑郁综合征患者也可以出现性欲及性行为的异常。在不能赋予行为意义的认知背景基础上，一般表现为性欲的下降和性行为的抑制。但在某些患者中也可以观察到性欲的增强及性行为的亢进，同样，业内对这类个案的病理心理解读仍然是患者试图通过性行为中所得到的快感来缓解压抑所产生的痛苦体验。

4. 睡眠方面的伴随症状包括：①失眠的表现，多导睡眠图研究及神经递质研究表明，反映病理性抑郁的特征性失眠主要是早醒，但由于造成睡眠问题的原因是多元化的，因此病理性抑郁的患者也可以表现为入睡困难、觉醒次数增加或受梦的困扰等多种失眠的表现。②过度睡眠的表现，主要体现在睡眠时间延长，并且患者在睡后没有“清爽”或体力、精力恢复的良好体验。在近两年的病例中，过度睡眠最长的案例为 17 小时/天，同时伴有思维迟缓及精力严重不足，治疗后睡眠时间恢复至 7～8 小时/天。③睡眠节律障碍的表现，最常见的情况是睡眠昼夜节律的颠倒。

5. 躯体方面的伴随症状：可以这样说，所有形式的躯体症状均可出现在抑郁综合征中。但需要说明的是，无论出现何种形式的躯体症状，总是以器官功能的减弱为主要表现，在此暂时将其称为“抑制性躯体症状”，如乏力、功能性消化不良的表现等。关于抑制性躯体症状的详细描述可参见西部精神医学协会 2015 年关于躯体症状的心身共识。在此值得说明的另一个问题是，有的患者可首先出现抑制性躯体症状，而抑郁综合征的精神症状反而表现不明显，在这种情况下，对躯体症状本身的判定对于准确地确定诊疗方案尤为重要，而这种情况也再次提示对心身统一的深入认识以及在整体医学的框架下来认识精神问题也许是学科发展的真正出路。

6. 关于伴随症状其他情况的说明

（1）关于伴随焦虑情绪或焦虑综合征的问题：病理性抑郁的认知背景是不能赋予生活的意义，换句通俗的话说就是对自身以及对外界缺少关注或至少是关注程度下降。而焦虑的基本背景是警觉性增高，对自身及外界的情况过分关注和在意。按理说两者不应该同时在一个个体中出现，也就是说，“抑郁伴焦虑”或者抑郁障碍和焦虑障碍“共病”是不应该成立的。但不排除这两种情况，一是患者的基本认知是警觉性增高和对自身及外界过分关注，但同时伴有沮丧、忧伤失望的体验而非不能赋予生活的意义，这种情况在病理心理方面应视为焦虑或焦虑障碍；二是患者的基本背景是“不能赋予生活的意义”，但由于种种原因如病后对照看亲人的无能为力、病后对工作目标达成的无能为力、对躯体症状所产生痛苦的反应、对药物不良反应的痛苦体验等均可使患者产生焦虑情绪，在这种情况下，抑郁是病理性的，而焦虑应该解读为正常心理反应，因此对这类情况诊断及治疗方向仍然应该是抑郁而非“共病”。由于对抑郁、焦虑或“共病”的判断与治疗方向的确定以及治疗方案的制订有关，特别是与制订包括心理、支持性治疗在内的全面治疗方案有关，虽然目前许多药物被认定为既可抗抑郁又可抗焦虑，根据西部精神医学协会近两年来的直接资料，目前不认同“抑郁焦虑共病”的概念，而强调围绕一个中心制订治疗措施。

（2）关于慢性疼痛问题：基于心理学的基本理论，疼痛应该解读为预警信号，只是在有伤害的情况下，这种预警被理解为“合理”，而在没有相应伤害的情况下，这种预警被理解为“不合理”。从这种理解看，疼痛似乎更应成为焦虑障碍的躯体问题而非抑郁综合征的躯体问题。在近两年的案例调查中，也证实了这一点。

（三）抑郁综合征生物学特征研究结果的意义

2008～2010 年，由四川大学华西医院孙学礼教授牵头负责，以中南大学湘雅二院、西安交通大学附属一院、北京安定医院、广州脑科医院作为主要协作单位的国家科技部“十五”支撑项目结果提示：

1. 从 1500 余例抑郁患者的资料中显示，神经内分泌改变对于抑郁障碍的分型、治疗方案的选择以及从心身角度对抑郁障碍的理解有重要意义。项目内分泌研究结果总结见表 1-1-1。

表 1-1-1　抑郁障碍的内分泌改变及临床特征

	内分泌改变特征	临床特征（伴随症状的组合特征）
HPA 轴抑郁	HPA 轴活性增高的表现，体现为 ACTH、皮质醇血浆浓度增高	激越症状
HPT 轴抑郁	HPT 轴功能不稳定为其特征，可表现出不同组合的异常，如低 T_3，低 T_3、T_4，高 TSH+低 T_3、T_4	迟钝症状；精神病性症状；睡眠障碍症状
HPG 轴抑郁	雌激素水平的下降	中、老年女性；躯体症状伴随频率高
HPA 轴和 HPT 轴的联合异常抑郁	上述两个内分泌轴指标异常的组合	认知功能损害突出，海马、杏仁核等结构损害突出，治疗后患者的残留症状突出
无内分泌改变的抑郁	无改变	青春期患者多见；快感缺失的体验较为突出

上述结果表明：①内分泌指标的变化与抑郁综合征保持着较为密切的关系，因此至少可以从内分泌的变化中去理解抑郁综合征和抑郁障碍。②HPT轴的改变与抑郁综合征的节律性症状联系更为密切，因此应更多关注 HPT 轴与双相情感障碍的联系。③既然内分泌指标与情感障碍的病程变化关系密切，内分泌指标的变化至少可以作为诊断、鉴别诊断、评估疗效、决定维持治疗等方面的重要参考。④内分泌指标与双相情感障碍或与抑郁障碍的关系及其意义需要进一步研究。

2. 功能影像学研究结果的意义：脑影像学的研究，特别是利用 fMRI 技术所进行的动态脑影像学的研究发现，抑郁障碍患者存在海马、杏仁核以及前额叶皮质的体积缩小，神经胶质密度降低以及血流量改变、糖代谢异常等情况。这些改变主要提示上述区域的结构萎缩和功能障碍等后果。其中尤其以海马区域的改变更为引人关注。这是因为该区域主要与个体的认知功能有关，而正如前面所叙述的那样，认知功能的异常可能是构成病理性抑郁的最核心的环节。功能影像学诸多变化在抑郁患者中并不完全一致，这个情况所带来的思考是以临床症状特征为主要依据对抑郁综合征的判定是否准确。此外，即使判定准确，那么临床症状的同一性并不能表明其生物同源性。但无论怎样，影像学的改变在对病理性抑郁综合征的辅助诊断以及对治疗预后的判定方面是有意义的，应该关注和继续进行这方面的研究。

3. 多导睡眠图研究结果的意义：近 30 年的抑郁及双相情感障碍的多导睡眠图研究结果提示，一组快速眼球运动性睡眠指标的改变是病理性抑郁的重要电生理标志。这些指标为快速眼球运动（REM）睡眠潜伏期缩短、REM 活动度、REM 强度、REM 密度增高以及 REM 睡眠频度的增高。临床实践表明，这组电生理指标对抑郁综合征或双相情感障碍的意义在于诊断、鉴别诊断的参考指标以及作为疗效评估的辅助指标。

4. 认知功能研究结果的意义：对抑郁障碍患者的认知功能研究

发现，病理性抑郁存在 3 种类型的认知功能异常：①认知过程障碍，存在于抑郁障碍或抑郁综合征中，成为综合征的主要或伴随症状，如不能赋予生活的意义并在此基础上所出现的“三无”症状和“三自”症状，注意紧张度及注意分配障碍等均属于这类问题。②认知图式障碍，指以持续的歪曲和僵化的认知图式为特征，这些认知图式导致持久地体验到负性情绪，如自我概念的歪曲、人际关系知觉的歪曲等，并伴随对自己、他人、社会的消极看法。这类认知障碍不仅出现在疾病或综合征的发作时期，也存在于疾病或综合征发生的间歇期，成为个体认知模式的一部分。其认知特征为“我不被别人喜欢”、“我不能给别人留下坏印象”、“我不能犯任何错误”、“我必须做好每一件事情”、“我要通过婚姻向我的父母和同事证明我是优秀的女人”等。③认知内容障碍，认知图式是个体人格重要的组成部分，由此构建一个内部的挫败和失望的主观世界。其认知特征为以认知内容的极端化、绝对化、挑战性及人格中现实与理想自我对立为特点，对现实世界的否定、排斥、退缩、回避以及防御性地发展了过度膨胀的理想化自我，不成熟的、想象的自我超越，否认对现实成就的需要，以虚假的精神化的理想自我作为替代。抑郁障碍或抑郁综合征认知功能研究结果的意义在于对情感障碍的深入认识，如认知过程仅提示抑郁障碍或抑郁综合征的发作时期的认知问题，认知图式障碍和认知内容障碍则提示有的患者在发病的间歇期也存在认知问题，而这类问题的存在又成为抑郁或情感症状反复发作或持续存在的基础。提示业内人士思考的问题是，有的抑郁或情感障碍发生与早期发育或遗传因素相关，如果将认知图式障碍和认知内容障碍理解为抑郁症状发展的结果，则提示症状对认知功能的影响以及疾病的动态发展趋势。在诊断方面，正如前面所表述的那样，认知功能障碍的存在是判定病理性抑郁或情感障碍的关键指标。在对治疗目标的确立以及治疗方案的选择方面，如果仅有认知过程障碍存在，以药物治疗为主；如果存在认知图式障碍，则应以药物治疗合并相关的心理治疗；如果患者存在认知内容障碍，除发作期的药物治疗外，长期的心理治疗、心理辅导应在治疗中占重要地位。

由于双相情感障碍以反复发作的情绪、思维、行为的低落和高涨为特征，呈现轻躁狂状态、躁狂状态、抑郁状态、混合状态，甚至非典型症状，使得双相情感障碍症状呈现复杂性和多样性的特征。但是，临床医生在临床实践中往往并未深入思考双相情感障碍症状的本质，而仅根据症状表象进行诊断，因此，常常出现“太高兴了就是躁狂，太伤心了就是抑郁”这样简单、貌似有逻辑，却违反逻辑学原理的推理，更忽略了双相情感障碍中情绪高涨和情绪低落的本质。这样的情况，不仅导致双相情感障碍的临床诊断不足，也导致双相情感障碍的误诊、漏诊。在中国，双相情感障碍的诊断率极低。最新一项涉及4省（山东、浙江、青海、甘肃）的双相情感障碍流行病学调查结果显示，双相情感障碍的患病率为 0.1%～0.3%。而实际上，通过调整流行病学调查的方法学，双相情感障碍的终生患病率可达 6.4%，这一结果应该更接近实际。

第二节　双相情感障碍诊断、识别的相关问题

一、相关的诊断标准

（一）ICD-10 与双相情感障碍相关的诊断标准

1. 抑郁发作的诊断标准（表 1-2-1）：ICD-10 中，抑郁发作不包括发生于双相情感障碍中的抑郁状态，只包括首次发作抑郁症或复发性抑郁症。

一般标准：

（1）持续发作需持续至少 2 周。

（2）在患者既往生活中，不存在足以符合轻躁狂或躁狂标准的轻躁狂或躁狂发作。

（3）不是由于精神活性物质或器质性精神障碍所致。

表 1-2-1 ICD-10 中需要满足“抑郁发作”诊断标准的症状

症状	诊断标准
A 抑郁心境：对个体来讲肯定异常，存在于 1 天中大多数时间里，且几乎每天如此，基本不受环境影响，持续至少 2 周	轻度：至少具备 A 和 B 中各 2 项 中度：至少具备 A 中的两项和 B 中的 3 项 重度：具备 A 中的所有 3 项和至少 B 中的 4 项
B 丧失兴趣和愉快感	
精力下降和活动减少	
注意力下降	
自尊和自信心降低	
罪恶观念和无价值观念	
悲观想法	
自伤观念	
睡眠障碍	
食欲缺乏	

2. 复发性抑郁障碍的诊断标准

一般标准：

（1）既往曾有至少一次抑郁发作，持续至少 2 周，与本次发作之间至少有 2 个月的时间无任何明显的情感障碍。

（2）既往从来没有符合轻躁狂或躁狂发作标准的轻躁狂或躁狂发作。

（3）不是由于精神活性物质或器质性精神障碍所致。

复发性抑郁障碍所使用的症状学诊断标准与抑郁发作相同。根据目前发作状态可再分为：①复发性抑郁障碍，目前为轻度发作；②复发性抑郁障碍，目前为中度发作；③复发性抑郁障碍，目前为不伴精神病性症状的重度抑郁发作；④复发性抑郁障碍，目前为伴有精神病性症状的重度发作；⑤复发性抑郁障碍，目前为缓解状态。

3. 躁狂发作的诊断标准（表 1-2-2）：ICD-10 中对躁狂发作与轻躁狂发作的标准进行了分别描述，其共有的基本特征是心境高涨、身体和精神活动的量和速度均增加。本类中所有亚型都仅用于单次躁狂发作，若发作前或之后有情感（抑郁、躁狂、轻躁狂）发作，则应归于双相情感障碍。

（1）轻躁狂一般标准

1）持续发作需持续至少 4 天。

2）不符合躁狂发作和双相情感障碍、抑郁发作、环性心境或神经性畏食的标准。

3）不是由于精神活性物质所致。

表 1-2-2　ICD-10 中需要满足“轻躁狂发作”诊断标准的症状

症状	诊断标准
A 情感增高或易激惹，对个体来讲已达到肯定异常的程度，并且持续至少 4 天	具备 A 和至少 B 中的 3 项，且对日常的个人功能有一定影响
B 活动增多或坐卧不宁	
语量增多	
注意力集中困难或随境转移	
睡眠需要减少	
性功能增强	
轻度挥霍，或其他类型轻率的或不负责任的行为	
社会性增高或过分亲昵（见面熟）	

（2）躁狂，不伴精神病性症状一般标准（表 1-2-3）

1）情感变化必须突出且至少持续 1 周（若严重到需要住院则不受此限）。

2）无幻觉或妄想，但可能发生知觉障碍，如主观的过分敏锐（hyperacusis），感到色彩格外鲜艳。

3）发作不是由于酒或药物滥用、内分泌障碍、药物治疗或任何器质性精神障碍所致。

（3）躁狂，伴精神病性症状一般标准

1）发作符合不伴精神病性症状躁狂除一般标准（2）之外的标准。

2）发作不同时符合精神分裂症或分裂情感障碍躁狂型的标准。

3）存在幻觉或妄想，但不应有典型精神分裂症的幻觉和妄想（即：不包括完全不可能或与文化不相应的妄想，不包括对患者进行跟踪性评论的幻听或第三人称幻听），常见的情况为带有夸大、自我援引、色情、被害内容的妄想。

表 1-2-3　ICD-10 中需要满足“躁狂，不伴精神病性症状”诊断标准症状

症状	诊断标准
A 情感明显高涨，兴高采烈，易激惹，对个体来讲已达到肯定异常的程度 B 活动增多或坐立不安 言语增多（“言语急促杂乱”） 观念飘忽或思维奔逸的主观体验 正常的社会约束力丧失，以致行为与环境不协调和行为出格 睡眠需要减少 自我评价过高或夸大 随情境转移或活动和计划不断变化 愚蠢鲁莽的行为，如挥霍、愚蠢的打算、鲁莽地开车，患者不认识这些行为的危险性 明显的性功能亢进或性行为失检点	具备 A 和至少 B 中的 3 项（如果情感仅表现为易激惹，则需要 4 项），且对日常的个人功能有严重影响

4）发作不是由于精神活性物质使用或任何器质性情感障碍所致。

根据幻觉或妄想与心境是否协调，又分为躁狂、伴有与心境相协调的精神病性症状，躁狂、伴有与心境不相协调的精神病性症状。“不协调”应包含不带情感色彩的妄想或幻觉。例如，没有自罪或被指控内容的关系妄想；向患者讲述没有特殊情感意义事件的声音。

4. 双相情感障碍的诊断标准：双相情感障碍的诊断需符合 2 条标准：①本次发作符合上述某种发作的标准；②既往至少有过 1 次其他情感障碍发作。它具有的特点是反复（至少两次）出现心境和活动水平明显紊乱的发作，紊乱有时表现为心境高涨、精力和活动增加（躁狂或轻躁狂），有时表现为心境低落、精力降低和活动减少（抑郁）。发作间期通常以完全缓解为特征。

ICD-10 对双相情感障碍的分类见表 1-2-4。

表 1-2-4　ICD-10 对双相情感障碍的分类

编码	疾病名称
F31.0	双相情感障碍，目前为轻躁狂发作
F31.1	双相情感障碍，目前为不伴有精神病性症状的躁狂发作
F31.2	双相情感障碍，目前为伴有精神病性症状的躁狂发作
F31.3	双相情感障碍，目前为中度或轻度抑郁发作
F31.4	双相情感障碍，目前为重度抑郁发作，不伴精神病性症状
F31.5	双相情感障碍，目前为重度抑郁发作，伴精神病性症状
F31.6	双相情感障碍，目前为混合发作
F31.7	双相情感障碍，目前为缓解状态

（1）其中混合发作的诊断标准

1）本次发作以轻躁狂、躁狂和抑郁症状混合或迅速交替（即在数小时内）为特点。

2）至少在 2 周期间的大部分时间内躁狂和抑郁症状必须同时突出。

3）既往至少有过 1 次确定无疑的轻躁狂或躁狂发作、抑郁发作混合性情感发作。

（2）其中缓解状态的诊断标准

1）目前状态不符合任何严重度的抑郁或躁狂发作的标准，也不符合任何 1 种其他的情感障碍标准。

2）既往至少有过 1 次确定无疑的轻躁狂或躁狂发作，同时外加至少 1 种其他的情感发作。

在双相情感障碍的患者中，有 10%～15%的患者每年有 4 次及以上的情感发作，即符合快速循环发作的诊断标准。

（二）DSM-V 关于双相情感障碍的诊断标准

DSM-V 中双相情感障碍的分类：①双相Ⅰ型障碍；②双相Ⅱ型障碍；③快速循环障碍；④与精神活性物质/药物相关的双相情感障碍；⑤其他医学情况所致的双相情感障碍；⑥其他特殊双相情感障碍。

1. 双相Ⅰ型障碍的诊断标准

（1）至少有1次躁狂发作。

（2）排除分裂-情感障碍、精神分裂症、精神分裂样障碍、妄想障碍或精神分裂谱系障碍及其他精神障碍。

2. 双相Ⅱ型障碍的诊断标准

（1）至少有1次轻躁狂发作和至少有1次重性抑郁发作。

（2）没有躁狂发作。

（3）排除分裂-情感障碍、精神分裂症、精神分裂样障碍、妄想障碍或精神分裂谱系障碍及其他精神障碍。

（4）抑郁和轻躁狂症状交替出现导致个体社会功能出现具有临床意义的受损。

3. 快速循环障碍的诊断标准（略）

4. 与精神活性物质/药物相关的双相情感障碍（略）

5. 其他医学情况所致的双相情感障碍（略）

6. 其他特殊双相情感障碍：该类型主要指具有双相障碍的特征性症状，并造成患者社会功能损害，但不完全符合上述任何一种类型的标准的情况。

二、对目前诊断标准的评价

1. 在近30年中，上述诊断标准系统在统一对双相情感障碍的认识方面、在指导科研方面、在指导临床诊疗方面均起到了非常重要的作用。

2. 值得进一步关注的几个方面的问题

（1）如果承认精神病学是医学，特别是现代医学的一个重要分支，那么对于任何疾病的表述应该与“大医学”接轨。在对疾病概念的讨论中曾经认为病理损害是疾病的核心，但反对者认为并非如此。因为有的病理损害并不被认为是疾病，如“鸡眼”、“龋齿”等；在对疾病概念的讨论中也曾经认为个体感受到痛苦是疾病的核心，而反对的意见则认为并非如此或完全不是这样，因为有的痛苦和社会因素及人们的日常活动关系更为密切，是对生活事件的正常反应，如失恋；而有的情况个体并非痛苦，则属于医学重点关注的内容，双相情感障碍中的躁狂综合征便是最好的例子。那么什么是疾病的概念呢？生理、心理、社会生活的完满状态为**健康**，而生理、心理、社会生活的不完满状态就应该视为**亚健康**，当亚健康状态达到明显影响个体的日常生活或明显影响到个体的社会功能时，便将此种情况称为**疾病**。以糖尿病为例，从糖耐量异常开始，当耐量异常达到业内所公认的标准，便称为“糖尿病”，此种情况进一步发展，便出现与糖代谢相关的各种并发症，当然，与其他疾病的发展过程一样，糖尿病也有“**终末期**”。以上的表述说明“疾病”概念应该是动态的、发展的而非固定的，因此对任何疾病的表述应该包括前驱期、疾病发作期、并发症期及终末期。既然精神病学是现代医学的分支，那么在表述精神疾病方面也应该包括以上几个方面的内容，否则便不能展示一个疾病的全貌及转归，在上述双相情感障碍的诊断标准中，仅对发作期作了较为系统的描述，而对前驱症状、并发症等方面缺少表述及共识。这种情况的结果就是许多精神病理情况没有办法归类，也没有办法在治疗方面达成共识。

（2）目前诊断标准缺少病理生理指标及病理心理指标的支撑。因此容易造成对症状及综合征界定的分歧。尽管在制订精神疾病诊断及分类标准时，受到当时各种条件的局限，但病理生理、病理心理的研究与应用应该是对疾病的认识以及诊疗的发展方向。特别是在近几十年对双相情感障碍的研究已经有一定积累的情况下更是如此。

第三节 双相情感障碍的“非典型症状”

正如前面所提及的那样，目前国内外精神疾病的分类及诊断标准中只涉及疾病的发作期，未涉及疾病的前驱期，而从疾病的发生、发展规律看，同时也从临床的实践看，双相情感障碍也不例外，理应有前驱期症状的存在。因此对这方面的问题达成共识有非常重要的现实意义。在此所提及的“非典型症状”主要包括 4 个方面：①**前驱症状**

或“阈下症状”，前驱症状或阈下症状在此包含两层意思：一是指双相情感障碍无论是抑郁综合征还是躁狂综合征的早期，即症状群还未发展到足够典型的时期，这种情况的识别有利于早期治疗；二是患者可能永远不会，至少是不确定会发展到具有典型症状群的时期，但其症状已经影响或部分影响到患者的社会功能或正常生活，因此需要给予正确的定位和正确的医学干预的情况。②**提示双相情感障碍的抑郁症状**，即抑郁综合征有的症状可提示双相情感障碍，这类症状的提出包括临床观察所积累的经验，也包括对某些研究结果的总结。在患者出现抑郁综合征而并未出现躁狂综合征的情况下，能够根据抑郁综合征某些症状的特征来提前认识双相情感障碍，无论对双相情感障碍本质的认识还是对于临床中的准确诊治均有重要意义。③**“异型症状”**，所谓“异型症状”是本共识暂时采用的一个名词，如果不够确切表述，可以修正。在此所说的“异型症状”是指那些按常规既不能提示躁狂，也不能提示抑郁综合征的症状，但临床观察发现最终具有这类症状的部分患者可发展成为双相情感障碍。因此，对这类症状的关注以及共识的形成有助于对双相情感障碍的深入认识。④**未能正确解读的症状**，即由于未能对某些症状进行正确解读或未能从不同的角度进行解读而造成了对临床诊断的偏差，而对这类症状的认识是对双相情感障碍认识的深入与拓展。关于上述对非典型症状表述的进一步理解，可参见下面的具体描述。

一、“前驱症状”

关于“前驱症状”或“阈下症状”的含义在上面已经有过叙述，在此将临床上所观察以及诊疗实践中所发现的符合前面对“前驱症状”表述的常见情况分列如下。

（一）睡眠症状

睡眠症状表现为睡眠绝对时间明显减少，具体可出现入睡困难、早醒或其他形式的睡眠绝对时间减少，常以失眠为主诉就诊，但这类患者的特点是白天精力仍好，脑力、体力活动基本不受影响，且可以保持较长时间，这种情况应该解读为“睡眠需要量减少”，而睡眠需要量减少为躁狂综合征的常见症状之一，由于其单独出现，因此被视为双相情感障碍的“前驱症状”或“阈下症状”合理，再由于此症状给患者带来痛苦或影响患者的日常活动，因此需要予以关注和正确的治疗。反之，失眠症状应该解读为睡眠需要量的增加，因此在患者睡眠时间减少或甚至在睡眠时间没有明显减少的情况下，可出现疲劳、萎靡不振以及对睡眠现状的焦虑等现象。这两种情况应该注意鉴别。

对于以“失眠”为主诉就诊的临床患者来说，临床常见 3 种情况：一是“境遇性失眠”，二是焦虑状态所表现的症状，三是这里所阐述的以双相情感障碍为病理心理背景的“失眠”，即睡眠需要量减少。因此，虽然缺少典型的双相情感障碍临床综合征，对此种情况按双相情感障碍处理是合理的。以上述情况就诊的患者有的此后可以发展为典型的双相情感障碍，特别是直接表现出典型的躁狂，而有的患者则是以睡眠障碍为长期就诊的主述。对于后种情况作为双相情感障碍来识别及治疗更具有现实意义。

（二）易激惹症状

有的患者以单纯的易激惹症状前来就诊或寻求心理辅导。心理现象的观察显示当陌生人接近一条狗的时候，这条狗往往出现狂吠及跃跃欲试的攻击，当人也怕狗而狗也怕人的情况下就形成人-狗的相持，而当人由于害怕而退却时狗可能真正咬人，因为刚才人的出现“伤害”了它，而人的逃跑则证明不如它，狗便由恐惧转为愤怒，于是真的咬人。在人类行为中，这种“攻击”随处可见。我们将这种攻击暂时称为“狗式攻击”，狗的攻击源于焦虑、恐惧，在精神病理学上应称之为“激越”；当老虎或狮子猎食的时候，情况则与上述不同，老虎或狮子猎食行为与狗的攻击行为的不同点，首先在于攻击具有目的性，即掌控、获得而非逃避；再有，攻击中没有恐惧而是自信，因此为达到目标可以冷静等待，可以坚持，而在遇到挫折后会更加兴奋或愤怒，这种情况在精神病学上应解读为“激惹”。在精神病学临床工作中应注意对“激越”和“激惹”的鉴别。而激惹是躁狂综合征的基本症状之一，反映了处于躁狂状态患者的认知特征，临床观察表明采用完整的对于双相情感障碍的治疗方案处理单纯易激惹症状优于其他形式的处理。

二、“异型症状”

该类症状表现与躁狂发作或抑郁发作看似毫不相干，但其症状实质却属于双相情感障碍。该类症状包括强迫症状、广泛性焦虑症状、进食症状、单纯性精神病性症状。

（一）强迫症状

相关研究及临床观察表明，强迫症状可见于3种情况：一是焦虑障碍的特殊类型（DSM-Ⅳ），其治疗应以抗焦虑作为基本思路；二是见于具有重性精神障碍性质的强迫综合征，特别是在强迫症状多样、强迫症状内容脱离现实、抗焦虑治疗效果差、患者对强迫症状的现实检验能力较差等情况下，抗精神病药物与抗焦虑药物的合并使用或抗精神病药物的单独使用便成为这类强迫症状治疗的重要建议；三是患者所出现的强迫症状或强迫综合征很可能为双相情感障碍抑郁相的重要表现或主要表现。在临床工作中发现，有的患者以强迫症状为主要表现就诊，可伴随明显的广泛性焦虑症状，抑郁症状不突出或被掩盖，而在治疗过程中转为躁狂相，另一种情况是有的患者虽然在近期仅表现强迫综合征，但其实质是双相情感障碍，当在抗焦虑或合并使用抗精神病药物治疗强迫症状治疗效果不佳的情况下，双相情感障碍的诊断及治疗方式应该考虑。作为“代表”抑郁相的强迫综合征的可能特征：①一般伴随明显的广泛性焦虑症状；②患者表现出明显的激越症状；③较为突出的自杀观念或自杀企图；④下丘脑-垂体-甲状腺（HPT）轴相关指标异常。这些特征目前至少可以作为临床工作的重要参考，但有待在临床实践中得到进一步求证。

（二）广泛性焦虑症状

焦虑首先是一个心理学层面的概念，从心理学角度看，焦虑可表现为躯体层面的焦虑、精神层面的焦虑及认知层面的焦虑。躯体层面的焦虑即为各种体现器官功能紊乱的躯体症状，如慢性疼痛症状、肠易激综合征的症状、尿频尿急症状、哮喘症状等，这类症状在《临床躯体症状的心身医学分类及诊疗共识》（孙学礼，2015）中被归纳为“激惹性躯体症状”。与此相反，如果以器官功能的弱化为主要特征，这类躯体症状便称为“抑制性躯体症状”。精神层面的焦虑即为体验层面的焦虑症状，如患者的不安、恐惧体验等，体验层面的焦虑症状是精神病学临床常常面对的精神病理现象。临床观察表明双相情感障碍的部分患者在发病初期可主要表现为精神焦虑和躯体焦虑的症状，而后出现典型的躁狂发作，此外，和强迫综合征一样，部分患者也可在很长一段时间内仅表现为焦虑症状而不出现抑郁或躁狂综合征的典型症状。因此在临床诊治过程中如果对这类患者单纯抗焦虑治疗无效，甚至病情加重时双相情感障碍的诊断及治疗方案应予以考虑，而广泛性焦虑症状此处应被视为双相情感障碍的抑郁相或混合相。这类患者焦虑症状的可能的特点：①激越症状突出；②HPT 轴异常可作为重要参考；③如以躯体症状为主诉，激惹性躯体症状和抑制性躯体症状交替出现为特征时应特别注意；④单纯抗焦虑治疗效果不好或完全无效。同样，这些“特征”目前应该成为临床诊疗工作的重要参考，但有待在临床实践中进一步证实。

（三）进食症状

即反复出现的贪食和厌食或呕吐症状，需要考虑 3 种情况：一是器质性问题，二是进食障碍，三是以双相情感障碍为病理心理背景的“进食症状”。这部分患者，没有器质性损害的客观证据，亦无“体像障碍”的表现；他们的进食症状（贪食、厌食或呕吐）呈现较为规律的节律性改变，可伴或不伴明显的情绪波动。此外，患者所伴随的激惹症状、HPT 轴功能的异常以及其他治疗方式治疗的无效也是判断双相情感障碍的重要佐证。关于这些特征仍需要得到进一步的证实。

（四）单纯的精神病性症状

临床观察表明部分患者以单纯幻觉为主诉就诊，其特点为幻觉单一，以听幻觉常见，内容较为生动，对患者本人构成干扰，自知力较完好，社会功能大部分保持。单纯规范使用非典型抗精神病药物疗效差或无效，此时双相情感障碍治疗方案应予以考虑，而这种情况应被视为双相情感障碍的抑郁相。同样，如果存在如 HPT 轴异常、激惹症状的伴随等情况仍是双相情感障碍的重要佐证。同样，这些特征也需要在临床实践中进一步证实。

三、提示双相情感障碍的抑郁症状

即此类症状的存在本身就预示着双相情感障碍的高风险。此类症状包括抑郁伴精神病性症状、迟钝症状。

（一）抑郁综合征伴精神病性症状

临床观察表明在没有出现躁狂综合征的情况下，患者以抑郁综合征为主诉就诊，根据现行的描述性诊断标准，临床没有诊断双相情感障碍的依据，而只能诊断为“抑郁障碍”。但如果患者伴随明显的精神病性症状，如幻觉、妄想等，这种情况应怀疑为双相情感障碍的抑郁相，此时按双相情感障碍治疗比单纯抗抑郁治疗更为有利。

（二）迟钝症状

临床观察表明患者以抑郁综合征作为首发症状，如迟钝症状作为抑郁综合征的突出表现，此时抑郁综合征应视为双相情感障碍的抑郁相，采用双相情感障碍的治疗方案对这类患者更为有利。

四、未能正确解读的症状

此类症状与双相情感障碍的距离较“异型症状”似乎更远，更多的需要从精神病理学、心理学的层面解读症状，方能拨开迷雾识别症状的本质。此类症状包括多动-注意障碍、品行障碍。

（一）多动-注意障碍症状

多动-注意障碍多见于未成年人，由于未成年人的认知、情感等心理特征发育不成熟，因此，双相情感障碍的抑郁相、躁狂相表现均可不典型。以在此所描述的多动-注意障碍为例，所谓注意障碍在此是试图描述由于大脑皮质发育障碍所产生的注意力障碍症状，其表现为注意力不集中、学习困难，由于注意力不能够集中于某个具体的目标，所以患者会出现动作增多，甚至出现攻击、破坏行为。

从心理学角度看，注意是心理活动对外界某种事物或自身的指向和集中。指向是有选择地将心理活动针对某个客体，而暂时撇开同时存在的其余客体。例如，学生上课时心理活动总是主要指向老师所讲述的内容，而暂时撇开教室内外所出现或发生的其他事物。注意的对象也可以是个体自己的思想、情感或躯体的某些变化。当一个人沉浸在过去的痛苦回忆或当前的喜悦体验的时候，也可以撇开疲劳、饥饿、时间或外界环境的变化。注意本身并不是独立的心理活动过程，而是伴随其他所有心理过程并在其中起指向作用的心理活动，它为各种心理过程的正常进行提供保障，使人能够更好地适应环境及改造世界。指向性和集中性是注意的两个特点。注意具有选择、保持和调节与监督的功能。注意的选择功能是指通过注意可以选择有意义的、符合需要的和与当前活动一致的事物，而避开非本质的、附加的、与之相竞争的事物；注意的保持功能是指注意的对象或内容能在意识中保持；注意的调节与监督功能则表现为对各种心理活动过程的调节与监督作用。注意包含的基本要素：①稳定性和紧张性。注意的稳定性是指注意能较长时间保持在感受某种事物或从事某项活动的特性。保持的时间越长，表明注意的稳定性越好。注意集中时间长短与个体差异、兴趣和状态有关，同时与训练有关。一般人一次注意集中持续时间为10 分钟左右，但经过严格训练的外科医生可以集中注意在手术部位达数小时之久。这里需提醒的是，注意的稳定性并不是一成不变的，而是在间歇性地加强和减弱，这种现象叫做注意的起伏，是注意的基本规律之一。影响注意稳定性的因素有两个：一是注意的主体方面，即个体对所从事活动的意义理解深刻、态度积极或对活动有浓厚的兴趣，注意的稳定性就好，反之就不好。二是注意对象方面，即内容丰富的对象比内容单调的对象更容易使人保持较长时间的注意，活动的对象比静止的对象更容易使人保持较长时间的注意。注意的紧张性则是指注意集中的程度。注意集中的程度越高，说明注意的紧张性越高。注意的紧张性可通过特定的心理测验进行判断。在此所提及的多动-注意障碍主要问题应该是注意稳定性和紧张度的障碍。由于不能够将心理活动稳定地及较长时间地指向具体目标，因而往往伴随没有目的的活动，即“多动”。②注意的分配，是指在同一时间内，将心理活动指向两个或两个以上目标的特性。驾驶员开车时，一面要注意道路、行人和其他车辆，另一方面又要注意操作离合器、油门、刹车及换挡；学生一边听教师讲课，一边做笔记。这两个例子都是注意分配。注意分配得以实现的前提是只能存在一个注意的中心。驾驶汽车时，驾驶员对车的操作是熟悉的，因此注意路况就是注意的中心；同样学生对写字是很熟悉的，已达到“自动化”的程度，而听讲的内容不熟悉，需要将听课作为注意的中心。注意分配的能力可以通过训练得到提高，如通过长期的针对性训练，足球运动员在比赛中的注意分配情况可谓“眼观六路、耳听八方”。③注意的转移，是指个体能够有目的地、主动地把注意从一个对象转移到另一个对象的特性。注意转移的意义在于使个体可以不断接受和掌握新的信息。注意转移的速度主要取决于注意的紧张性和引起注意转移的新的刺激信息的性质。通常原来注意的紧张性越高，新信息越不符合引起注意的条件，注意转移就越困难。在此引用基础心理学对注意描述的目的是为了借此说明精神病学所表述的“注意障碍”通常指的是注意稳定性及紧张度障碍，而“随境转移”症状所表述的则是注意分配和注意转移的问题。两者均可表现出多动，应注意鉴别。临床病例的观察发现，临床上被判定为多动-注意障碍的患者如果存在下述情况，应注意双相情感障碍的诊断，这些情况包括：①智力水平基本正常；②虽然注意对象变换较快，但接受外界信息量不受影响或受影响不大；③存在神经内分泌指标异常，特别是存在 HPT 轴指标异常的情况；④存在激惹、冲动症状。由于多动注意障碍和双相情感障碍的病理生理、病理心理过程，治疗方式及预后均明显不同，诊治早期的鉴别尤为重要。

（二）品行障碍症状

多发生在青春期，和多动-注意障碍的情况相似的是由于未成年人的心理发育不成熟，可在认知、情感、行为等方面均表现出不典型的症状。因此，如果发现患者表现出随境转移、激惹等特征性表现，应视为双相情感障碍的非典型症状，并以此设定治疗方案。由于品行障碍没有特殊治疗方法，甄别双相情感障碍的非典型症状并对症治疗更有重要意义。

总结以上非典型症状的发生率，为 5%～10%，是前面所提到的“典型”双相情感障碍患病率的 5～10 倍。因此如果需要完整地认识和更为准确地诊断和治疗双相情感障碍，关注“非典型症状”具有更为重要和现实的意义。

第四节　对双相情感障碍值得思考的相关问题

1. 对双相情感障碍非典型症状的提出和关注的意义在于：其一，有利于拓展临床思路，并有利于在对双相情感障碍及其非典型症状的理解中更好地贯彻心身统一的观点，符合“大医学”的发展趋势；其二，有利于从双相情感障碍及其非典型症状的识别中寻求诊断及分析其他精神疾病的方向。以上非典型症状的提出是基于临床案例的观察及诊疗经验的积累，统一认识的获得还有待于在临床现场测试中直接证据的获取。

2. 双相情感障碍无序治疗的现状值得注意，治疗方案的优化组合将有利于药物的推广和为基础研究提供更多的切入点。以心境稳定剂为支点，抗抑郁药物及非典型抗精神病药物为两翼的“三联治疗”模式既能全面地掌控双相情感障碍及其非典型症状，又可灵活应对双相情感障碍及其非典型症状不同阶段及变化。如躁狂发作时，可调高非典型抗精神病药物的剂量并小剂量维持抗抑郁药物；反之，抑郁发作时，则可调高抗抑郁药物的剂量并中小剂量维持非典型抗精神病药物。又如，在症状明显波动时，可根据症状灵活调整两翼的抗抑郁药物和非典型抗精神病药物，而不会因突然更换药物使病情波动而更难以控制。值得注意的是，即使是从以上角度理解双相情感障碍及其非典型症状也应因人而异和贯彻“多元化”的思维模式。如同样的精神病性症状可能是双相情感障碍非典型症状，可能是精神分裂症的症状，也可能是应激相关障碍的症状，所以在对于具体患者症状性质的判断中应注意患者症状的组合、病史、生活经历、人格特征、情绪等因素，不可因强调双相情感障碍非典型症状的存在而忽略存在其他性质症状的可能性。总之，心身统一的观点以及多元化的临床思维模式是双相情感障碍及其非典型症状识别和诊疗的重要前提。关于对双相情感障碍的治疗方案组合存在分歧，“三联治疗”模式是否能成为治疗双相情感障碍最为推崇的治疗理念值得进行系统的临床观察，这应该是本共识进行现场测试的另一个目的。

3. 关于反映情感障碍的生物学及心理学指标，近 20 年来国内外有不少研究成果，总结起来主要包括内分泌研究成果、多导睡眠图研究成果、认知功能研究成果以及功能影像学研究成果。这些研究结果的具体表述可参见本章第一节，在此需要说明的问题是目前许多研究结果并没有用于临床的诊疗。本项目组认为，逐步尝试将以往的研究结果用于临床诊疗活动中非常必要，因为只有这样才能够逐步提高对双相情感障碍的认识，并提升对双相情感障碍的诊疗水平，这是本共识进行现场测试的又一个目的。

4. 近年来，欧洲学者提出了关于慢性非感染性疾病的节律障碍理论，即认为生物节律是维持个体基本健康以及保持正常生理心理状态的基本前提，这里所说的生物节律包括了睡眠节律、内分泌节律、血压节律、呼吸节律等很广泛的范围。生物节律障碍是一类慢性非感染性疾病产生的基础，而调整生物节律应该成为治疗这类疾病的更为基本的目标。由此可以考虑的是，作为精神病学中常见的精神疾病——双相情感障碍应该是前面所说的生物节律障碍的结果之一，那么探索双相情感障碍与其他节律障碍问题（如高血压、糖尿病、甲亢-甲减、贪食-厌食、消化性溃疡等）的关系有利于从“大医学”范围探索双相情感障碍的实质，有利于对双相情感障碍“非典型症状”的认识，也有利于从更高和更深的层面提高对双相情感障碍以及其他精神疾病诊疗水平。因此，上述问题应该成为今后研究的重要议题。

5. 从刑侦角度看，在侦破案件中，孤立的线索不能作为证据，而一连串的、相互关联的线索就可形成证据链，完整的证据链能够在案件侦破中起到至关重要的作用，应该被采信。诊断疾病是同样的道理，任何孤立的临床证据，包括症状、体征、实验检查等，均不具有指向某种疾病的重要意义。但如果形成较为完整的临床证据链，则能成为对某种疾病认识的重要证据。落实到本共识中所提及的问题，如果对“非典型症状”的分析解读符合双相情感障碍的精神病理特征、神经内分泌的改变符合以往对双相情感障碍研究的结果、按照双相情感障碍治疗方案治疗有效等情况同时出现，这应该是形成了较为完整的证据链，因此这便能够说明在本共识中所提及的“非典型症状”属于双相情感障碍的范畴。在此所描述的现场测试正是依据这样的思路来进行的。

（孙学礼）

第二章　双相情感障碍及其非典型症状识别与优化治疗方案的临床多中心现场测试

第一节　现场测试简介

一、测试目的

进行现场测试的目的有以下几个方面：①正如在第一章中所提及的那样，测试的目的首先是通过较大样本的观察更为全面地解读和认识双相情感障碍，特别是加深并统一对躁狂综合征和抑郁综合征的认识；②探索并逐步确立对双相情感障碍的优化治疗方案，特别是探索采用“三联治疗”模式在治疗双相情感障碍中的意义；③在对双相情感障碍非典型症状的认识及治疗方面达成共识；④在探索双相情感障碍的生物学标记方面形成初步共识。

二、工作内容

（一）组织单位

现场测试由四川省西部精神医学协会（以下简称协会）及成都医学会共同组织开展，该测试是在自然诊疗条件下进行，四川省、山西省、贵州省、甘肃省及重庆市的 21 个专业单位参加测试，具体参与单位详见本书编著委员会。

（二）统一培训

现场测试开展前，协会对所有参与人员进行统一培训，培训的内容包括：①相关理论的说明，特别是关于“非典型症状”概念、“三联治疗”方案提出的理论依据以及试图将相关生物学研究结果用于临床的说明等；②对根据测试需要所编制的《双相情感障碍及其非典型症状识别、诊疗现场测试 CRF 表》使用培训；③对即将要在测试中所使用的心理测量工具使用及统一标准的培训；④对测试所使用的数据库应用的培训。

（三）测试工作流程

项目总时间为 24 个月，工作流程见图 2-1-1。

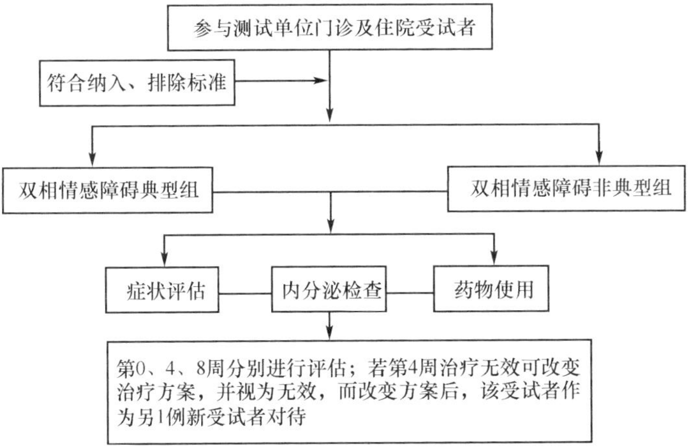

图 2-1-1　双相情感障碍及其非典型症状现场测试流程图

（四）对工作流程及工作内容的具体说明

1. 测试对象的纳入标准

（1）无年龄限制的男性和女性。

（2）典型组：符合《疾病和有关健康问题的国际统计分类（ICD-10）》中双相情感障碍的诊断标准。

（3）非典型组：从病理心理、精神病理、神经内分泌等角度综合分析症状，所获得证据均提示符合双相情感障碍。

2. 测试对象的排除标准

（1）急性感染、急性创伤、围术期、慢性病急性发作期患者。

（2）病情危重或临终不能参加现场测试的患者。

（3）妊娠或哺乳期女性。

（4）不能理解问卷条目或不愿参与现场测试的患者。

3. 受试者入组后，接受基线以及治疗后第 4 周和第 8 周的评估，评估内容包括症状变化及内分泌相关指标的检测，其中内分泌指标检测在接受治疗前和第 8 周进行。

（五）测试所使用的主要心理测评工具

测试主要的测评工具见表 2-1-1。

表 2-1-1　评估工具清单

症状评估	疗效评估	内分泌指标
杨氏躁狂评定量表（YMRS）	临床疗效总评量表	HPA 轴
蒙哥马利抑郁评定量表（MADRS）	治疗不良反应量表	HPT 轴
汉密尔顿焦虑量表（HAMA）		
简明精神病评定量表（BPRS）		
耶鲁布朗强迫评定量表（选做）		

1. 关于症状评估工具

（1）杨氏躁狂评定量表（Young manic rating scale，YMRS）：该量表于 1978 年由 R. C. Young 提出。主要用来评定躁狂症状以及严重程度的症状分级量表，是一个用于评价诊断双相情感障碍患者躁狂严重程度的常用工具，其项目反映了双相情感障碍躁狂期的核心症状。该量表共 11 项，项目采用 1～5 级的项目评分；其具有可操作定义的对照点，即预期得分≥20分。该量表效度经过验证，是可靠和常用的评价工具。该量表自 1978 年以来一直用于临床实践，结合患者自我报告和临床医生观察综合完成评定。

（2）蒙哥马利抑郁评定量表（Montgomery-Asberg depression

rating，MADRS）：该量表是一个包含 10 项条目的诊断问卷，精神科医生或研究者常将其用于评估情绪障碍患者抑郁发作时的严重程度。该量表于 1979 年由英国和瑞士的研究者在汉密尔顿抑郁量表（Hamilton rating scale for depression，HAMD）的基础上研制。在使用抗抑郁药物和其他治疗方式后，该量表能更为敏感地评估抑郁情绪水平的变化。MADRS 量表得分越高，提示抑郁程度越重。项目采用 0～6 级的项目评分，具有较好的信度和效度。

（3）汉密尔顿焦虑量表（Hamilton anxiety scale，HAMA）：由 Hamilton 于 1959 年编制。其最早是精神科临床中常用的量表之一，包括 14 个项目。《CCMD-3 中国精神疾病诊断标准》将其列为焦虑症的重要诊断工具，具有较好的信度和效度。该量表采用 0～4 分的 5 级评分。总分可以用来评价患者病情的严重程度和衡定治疗效果以及对比治疗前后的变化。按照我国量表协作组提供的资料：总分≥29 分，可能为严重焦虑；≥21 分，肯定有明显焦虑；≥14 分，肯定有焦虑；超过 7 分，可能有焦虑；如小于 7 分，便没有焦虑症状。

（4）简明精神病评定量表（brief psychiatric rating scale，BPRS）：由 Overall 和 Gorha 于 1962 年编制，是一种临床专业人员使用的评价精神病患者精神病性症状严重程度及其变化的测评工具。在国内外精神科临床中常用的是 BPRS 的 18 项版本，采用 1～7 分的 7 级评分法。由于该量表长度适中，症状项目比较合理，操作比较简单，易于被专业人员掌握，所以在精神科临床应用较广。

2. 关于疗效评价及不良反应评估工具

（1）临床疗效总评量表（clinical global impression，CGI）：一份总体评定量表。最先由 WHO 设计，用于 IPSS 研究，以评定临床疗效。目前常用的是由美国 NIMH 修订的 1976 年版本。可适用于任何精神科治疗和研究对象。量表共分 SI、GI 和 EI 3 项，由患者的精神科医生或其他经过培训的评定者来完成评估。CGI 评定简单易行，能取得良好的一致性。CGI 评定和一般临床惯用的判断方法相仿，EI 则综合了治疗所产生的正反两方面的作用，可以使医生更好地估价该治疗的意义；SI 还可用作其他量表效度检验的参照。

（2）治疗副反应量表（treatment emergent symptom scale，TESS）：简称副反应量表。由美国 NIMH 于 1973 年编制。它在同类量表中，项目最全，覆盖面最广，既包括常见的不良症状和体征，又包括若干实验室检查结果。该量表涉及不良反应严重度、症状和药物的关系以及采取的措施。

（六）现场测试所采用的内分泌指标

基于前期研究，本次现场测试亦将相关神经内分泌指标纳入监测范围，为识别双相情感障碍非典型症状及探索其对治疗的指导意义提供参考。本研究中现场测试检测的神经内分泌指标主要涉及下丘脑-垂体-甲状腺轴（HPT 轴）和下丘脑-垂体-肾上腺轴（HPA 轴）共 7 个指标，包括 TSH、T_3、T_4、fT_3、fT_4、ACTH、CORT。在对上述指标进行分析时，HPT 轴指标及其所表现出的变化趋势是研究关注的重点。

（七）治疗效果评估原则

治疗效果评估包括两部分：一是按照国际通行原则，以症状量表（杨氏躁狂评定量表、蒙哥马利抑郁评定量表）减分率≥25%视为有效；症状量表总分减分率≥50%视为显效；二是根据临床疗效总评量表对受试者治疗效果进行评估。

三、现场测试中药物的选择

（一）对双相情感障碍治疗现状的评价

虽然国内外各种治疗指南针对双相情感障碍的治疗提出了各种意见。但是，双相情感障碍的治疗仍呈现较为混乱和无序的局面。STEP-BD 队列研究（systematic treatment enhancement program for bipolar disorder）发现，49%的双相情感障碍患者在治疗稳定后的 2 年内再次复发，其中处于抑郁极性的患者复发的比例是躁狂极性的患者的 2 倍。据 2009 年的一项统计，双相情感障碍患者直接和间接的花费共计 1510 亿美元。因此，一组合理优化的治疗策略是本次现场测试关注的重点之一。

（二）对于在双相情感障碍治疗中采用“三联治疗”模式的看法

1. 抗抑郁药物的使用之所以在双相情感障碍治疗中存在较大争议，其争议源于对“转躁风险”的过度担忧。但是，这样的推理过程是与逻辑推理原则相悖的。如果抗抑郁药物均具有“转躁”的作用，那么不管哪类患者在服用抗抑郁剂后都应有“转躁”的表现。但是，事实却并非如此。因此，“转躁”理应与疾病本身有关，药物并不是主要因素。同时，研究也显示选择性五羟色胺（5-HT）再摄取抑制剂（selective serotonin reuptake inhibitor antidepressants，SSRIs）并未比安慰剂更容易诱发躁狂。从使用抗抑郁剂导致部分双相情感障碍患者“转躁”或使躁狂综合征程度加重的现象说明抗抑郁剂影响了双相情感障碍的自然发展进程。正是基于此，适当、灵活运用 SSRIs 类药物能有效地改善患者体验，降低患者自杀、自伤的风险。此外，对在双相情感障碍的治疗中反对使用抗抑郁剂的另一个理由是，有研究结果表明采用抗抑郁剂，特别是采用 SSRI 类药物可以增加自杀风险。临床观察发现，这种情况包含两方面问题：一是在使用抗抑郁剂后，抑郁相患者内在动力开始恢复而抑郁认知功能障碍未改善情况下所出现的自杀；二是在使用抗抑郁剂，特别是使用 SSRI 类药物的某些药物后，在用药早期所出现的由于激越所导致的自杀或自伤冲动。前者是在抑郁相恢复过程中所遇到的常见问题，就像外科所面临的手术中或手术后风险一样；而后者更多地应解读为药物的不良反应，因此上述两种情况均不能成为不能在双相情感障碍中使用抗抑郁剂（即使是使用 SSRI 类药物）的理由。

2. 以心境稳定剂为支点，抗抑郁药物和非典型抗精神病药物为两翼的“三联治疗”模式是否必要。其实，双相情感障碍的治疗之所以呈现无序、混乱的局面，主要还是源于临床医生对双相情感障碍的理解不全面。不同阶段分别采用不同的药物对症治疗，频繁的药物更换使得双相情感障碍的治疗难于获得持续的效果。而“三联治疗”模式不仅使得双相情感障碍的治疗有序进行，更达到多维度治疗（调节生物节律、改善情绪体验、对症治疗）的目的，使患者获得更好的体验和生活质量。“三联治疗”模式是心境稳定剂、抗抑郁药物及非典型抗精神病药3类药物灵活组合的一种治疗模式。这一治疗模式，以心境稳定剂为支点，可以将其理解为“天平”或“跷跷板”的支点，起着稳定情绪乃至稳定生物节律的作用。抗抑郁药物和非典型抗精神病药物则作为两翼，可以有针对性地处理双相情感障碍不同的极点及对症处理。例如，当患者处于抑郁相时，可灵活地调整抗抑郁药物的剂量，适当减小非典型抗精神病药物的剂量；反之，当患者处于躁狂相时，则可以灵活调整非典型抗精神病药物的剂量，适当减小抗抑郁药物的剂量。最终，具有心境稳定剂作用的药物可作为维持期用药的重点。这样的调整，明显的更具有目的性和针对性，从而有效避免了因调整药物导致的较大的情绪波动，使得临床医生能更有力地掌控患者的病情变化，避免因病情波动而带来的其他风险。“三联治疗”模式在现场测试中被验证是有效且优化的治疗模式，值得推广。

（三）关于心境稳定剂

研究表明，心境稳定剂无疑是双相情感障碍治疗的核心。但是，目前为止，并未有一个对“心境稳定剂”较为公认的定义，因而在此首先要说明的问题是本共识对“心境稳定剂”的理解。业内曾经将具有对 Ca^{2+}通道阻断作用的药物作为心境稳定剂。本次现场测试中推荐使用的心境稳定剂应满足以下条件：①能调节生物节律，促使其恢复正常；②以往研究表明，HPT 轴功能障碍总是与双相情感障碍的临床进程相伴随。与双相情感障碍发病机制密切相关的去甲肾上腺素（NE）、5-HT 等神经递质与甲状腺激素密切相关。它们有共同的合成前体络氨酸。甲状腺激素受体广泛分布于关键脑区，尤其是边缘系统。而这些关键脑区正是与情绪障碍的发病密切相关的。NE 能刺激

TRH 和 TSH 的释放，5-HT、DA、GABA 能抑制其释放，从而起到调节 HPT 轴功能的作用。同时，改变成人大脑中 NE、5-HT、DA、GABA 的应答反应，将能诱导出甲状腺功能亢进或甲状腺功能减退。甲状腺与神经递质之间的相互作用是情感障碍病理生理机制的重要假说。因此作用于甲状腺并具有改善甲状腺功能或功能状态成为本共识中心境稳定剂应满足的重要条件。以此类推，作用于 HPT 轴并改善其功能也成为在本项现场测试中选择的抗抑郁剂和非典型抗精神病药物的重要标准。

（四）具体备选药物

1. 心境稳定剂

（1）锂盐（lithium）：目前治疗双相情感障碍的一线或首选心境稳定剂。锂盐对甲状腺的作用已被验证。其降低甲状腺功能的作用机制是复杂的。归纳起来包括以下几方面：①锂盐聚集于甲状腺，抑制甲状腺碘的摄入；②抑制碘化酪氨酸偶合，改变甲状腺球蛋白结构，抑制甲状腺激素的分泌；③通过抑制脑内的 2 型脱碘酶，从而妨碍 T_4 脱碘成为 T_3；④唤起 TSH 对 TRH 的夸大反应，从而整体降低 HPT 轴的功能；⑤通过作用于神经和肌细胞以改变钠离子跨膜转运作用改变神经递质的代谢，包括儿茶酚胺和 5-HT 的代谢以影响 HPT 轴的功能；⑥通过第二信使系统改变神经细胞内信号传递，如特异性抑制肌醇单磷酸酯酶，经磷酸肌醇第二信使系统影响神经递质传递，从而最终影响 HPT 轴；⑦降低蛋白激酶 C 的作用，影响与递质有关的基因表达。鉴于以上情况，内分泌科常将锂盐用于治疗甲状腺功能亢进，但长期使用后锂盐在甲状腺累积的浓度是血浆中的 3～4 倍，从而导致甲状腺肿和甲状腺功能减退。因此将锂盐作为心境稳定剂用于双相情感障碍时，应常规检测肾功能和甲状腺功能，对 50 岁以上患者应常规检测心电图。由于锂盐治疗的有效血锂浓度与中毒血锂浓度十分接近，因此经常性检测血锂浓度是非常有必要的。同时，体重增加是锂盐较为常见的不良反应，因而体重也是选择锂盐或调整药物剂量的重要参考指标之一。锂盐的治疗剂量为 1000～2000mg/d，维持剂量为 1000～1500mg/d；12 岁以下儿童禁用。锂盐涉及治疗的其他相关信息请参见相关资料。

（2）拉莫三嗪（lamotrigine）：为抗惊厥药、心境稳定剂、电压敏感的钠离子通道拮抗剂，为三氮杂苯衍生物；已被美国食品与药品监督管理局（Food and Drug Administration，FDA）批准用于双相Ⅰ型障碍的维持治疗。其作用机制包括与电压敏感性钠离子通道有关的使用依赖的阻断剂、与电压敏感性 Na^+通道的开放通道发生交互作用、与电压敏感性钠离子通道的 α 亚单位的特殊位点发生交互作用、抑制谷氨酸和天冬氨酸的释放。此外，该药可增强抑制性神经递质的释放，稳定甲状腺功能和神经细胞，从而达到稳定情绪的作用。因此常见的适应证为双相情感障碍、癫痫、精神分裂症、神经性头痛/慢性疼痛等。在将其作为心境稳定剂用于双相情感障碍时，皮疹是使用过程中需要注意的不良反应之一，通常为斑丘疹，也可能引起发热。一旦出现皮疹，需要即刻停止使用拉莫三嗪。其他不良反应包括恶心、头痛、复视、视物模糊、头晕、共济失调、震颤等，其他严重的不良反应还包括猝死、自杀、血液异常改变、与 Stevens Johnson 综合征有关的多器官衰竭、中毒性皮肤坏死或药物超敏综合征。拉莫三嗪治疗双相情感障碍的常见治疗剂量为 50～300mg/d。拉莫三嗪涉及治疗的其他相关信息请参见相关资料。

（3）丙戊酸盐：为 FDA 批准用于治疗双相情感障碍的药物之一，其中丙戊酸钠是最常使用的药物。其作用机制尚未完全阐明，可能的作用机制包括增加 γ-氨基丁酸（GABA）的合成和减少 GABA 的降解，从而升高抑制性神经递质 GABA 的浓度，降低神经元的兴奋性而抑制发作；电压敏感性 Na^+通道的抑制作用。丙戊酸盐可通过 GABA 这一神经递质而影响 T_3 的聚集及作用，从而发挥其对 HPT 轴功能的影响。常见的不良反应包括恶心、呕吐、畏食、腹泻等，少数可出现嗜睡、震颤、共济失调、脱发、异常兴奋、烦躁不安等。胰腺炎，一种特异质性反应，是较为罕见的不良反应。6 岁以下的儿童禁用。丙戊酸钠治疗双相情感障碍的常见治疗剂量为1000～1500mg/d。丙戊酸钠涉及治疗的其他相关信息请参见相关资料。

2. 抗抑郁药物

（1）氟西汀（fluoxetine）：为选择性5-HT再摄取抑制剂，为FDA批准的用于治疗双相抑郁的药物之一。其作用机制：①增强5-HT递质功能、阻断5-HT再摄取泵、使5-HT受体脱敏，同时具有$5\text{-}HT_{2C}$受体拮抗特性，可能增加NE和多巴胺（DA）的传递；②氟西汀使突触间隙5-HT浓度升高，抑制TSH分泌，增强甲状腺功能，从而起到稳定HPT轴功能的作用。其常见的不良反应为性功能异常，胃肠道症状（食欲减退、恶心、腹泻、便秘、口干），中枢神经系统症状（失眠或镇静、激越、震颤、头痛、头晕）。氟西汀涉及治疗的其他相关信息请参见相关资料。

（2）文拉法辛（venlafaxine）：为5-HT和NE双重再摄取抑制剂，通常认为其是抗抑郁药，但是它的作用不止如此。其作用机制：①增加5-HT、NE及多巴胺等神经递质、阻断5-HT再摄取泵，可能增加5-HT能神经传递；②阻断NE再摄取泵，可能增加NE神经传递、增加前额皮质DA神经传递；③文拉法辛小剂量时使突触间隙5-HT浓度升高，抑制TSH分泌，增强甲状腺功能；大剂量时同时作用于5-HT、DA、NE，使甲状腺激素分泌平衡，从而起到稳定HPT轴的作用。其常见的不良反应为头痛、神经过敏、失眠、镇静、恶心、腹泻、食欲减退、性功能障碍、出汗等；可能诱发躁狂或自杀行为，需引起重视。文拉法辛涉及治疗的其他相关信息请参见相关资料。

（3）度洛西汀（duloxetine）：为5-HT和NE双重再摄取抑制剂，通常认为其是抗抑郁药，但是它的作用不止如此。其作用机制与文拉法辛基本相似。同样，小剂量时使突触间隙5-HT浓度升高，抑制TSH分泌，增强甲状腺功能；大剂量时同时作用于5-HT、DA、NE，使甲状腺激素分泌平衡，从而起到稳定HPT轴的作用。这也是本共识中选其作为优化治疗方案模式药物之一的原因。常见的不良反应包括恶心、腹泻、食欲缺乏、失眠、镇静、性功能障碍、出汗、血压升高、尿潴留等。可能诱发激越、烦躁不安或自杀行为，需要引起重视。度洛西汀涉及治疗的其他相关信息请参见相关资料。

（4）帕罗西汀（paroxetine）：为选择性 5-HT 再摄取抑制剂，通常认为其既是抗抑郁剂又是抗焦虑药物。进一步解读其作用机制为提高神经递质 5-HT，阻断 5-HT 再摄取泵，脱敏 5-HT 受体，使突触间隙 5-HT 浓度升高，其结果是抑制 TSH 分泌，增强甲状腺功能，从而起到稳定 HPT 轴的作用。常见的不良反应包括胃肠道反应、口干、出汗、镇静、失眠、震颤、头晕、头痛、性功能障碍等。可能诱发激越、烦躁不安或自杀行为，需要引起重视。帕罗西汀涉及治疗的其他相关信息请参见相关资料。

（5）舍曲林（sertraline）：为选择性 5-HT 再摄取抑制剂，通常认为其是抗抑郁药，但是它的作用不止如此。其作用机制：①增加神经递质 5-HT 含量，阻断 5-HT 再摄取泵，使 5-HT 受体脱敏，增加 5-HT 能神经递质的传导；②阻断 DA 再摄取泵；③同样，该药使突触间隙 5-HT 浓度升高可抑制 TSH 分泌，增强甲状腺功能，从而起到稳定 HPT 轴的作用。常见的不良反应包括胃肠道反应、口干、镇静、失眠、震颤、头晕、头痛、性功能障碍等。可能诱发激越、烦躁不安或自杀行为，需要引起重视。舍曲林涉及治疗的其他相关信息请参见相关资料。

（6）艾司西酞普兰（escitalpram）：为选择性 5-HT 再摄取抑制剂，通常认为其是抗抑郁药，但是它的作用不止如此。其作用机制：①增加神经递质 5-HT 传递，阻断 5-HT 再摄取泵，使 5-HT 受体脱敏。②使突触间隙 5-HT 浓度升高，从而抑制 TSH 分泌，增强甲状腺功能，从而起到稳定 HPT 轴的作用。常见的不良反应包括胃肠道反应、口干、出汗、镇静、失眠、震颤、头晕、头痛、性功能障碍等。可能诱发激越、烦躁不安或自杀行为，需要引起重视。艾司西酞普兰涉及治疗的其他相关信息请参见相关资料。

3. 非典型抗精神病药物

（1）喹硫平（quetiapine）：为 5-羟色胺-多巴胺拮抗剂，是第二代抗精神病药物，也是心境稳定剂。该药是 FDA 批准的用于治疗双相情感障碍的药物之一。其作用机制：①阻断 D_2 受体，缓解精神病阳性症状以及稳定情感症状；②阻断 5-HT_{2A} 受体，在某些脑区引起 DA 释放的增加；③之所以可作为心境稳定剂应用的关键机制是通过抑制 DA 和 5-HT 的受体，而降低上述神经递质的应答，使亢进的甲状腺功能下降，从而起到稳定 HPT 轴的作用。常见的不良反应为嗜睡、低血压、头昏、口干等，不易引起锥体外系不良反应。喹硫平涉及治疗的其他相关信息请参见相关资料。

（2）奥氮平（olanzapine）：为 5-羟色胺-多巴胺拮抗剂，是第二代抗精神病药物，也是心境稳定剂。该药是 FDA 批准的用于治疗双相情感障碍的药物之一。其作用机制：①阻断 D_2 受体，缓解精神病阳性症状以及稳定情感症状；②阻断 D_{2A} 受体，引起特定脑区多巴胺释放的增加；③拮抗 5-HT_{2C} 受体；④通过抑制 DA 和 5-HT 的受体，而降低上述神经递质的应答，使亢进的甲状腺功能下降，从而起到稳定 HPT 轴的作用。对严重肝疾病患者应慎用或避免使用，普通患者应定期复查肝功能；其他方面，体重的增加、便秘、血糖变化等也是需要引起重视的。奥氮平涉及治疗的其他相关信息请参见相关资料。

（3）齐拉西酮（ziprasidone）：为 5-羟色胺-多巴胺拮抗剂，是第二代抗精神病药物，也是心境稳定剂。该药是 FDA 批准的用于治疗双相情感障碍的药物之一。其作用机制：①阻断 D_2 受体，缓解精神病阳性症状以及稳定情感症状；②阻断 5-HT_{2A} 受体，增加一些脑区的多巴胺释放；③对 5-HT_{2C} 受体和 5-HT_{1A} 受体的相互作用；④在 5-HT、NE 和 DA 转运体和在 5-HT_{1D} 受体上的相互作用；⑤通过抑制 DA 和 5-HT 的受体，而降低上述神经递质的应答，使亢进的甲状腺功能下降，从而起到稳定 HPT 轴的作用。常见的不良反应为头晕、镇静、低血压、恶心、口干、锥体外系不良反应等；其优势在于较少引起体重的变化。齐拉西酮涉及治疗的其他相关信息请参见相关资料。

（4）阿立哌唑（aripiprazole）：为 DA 受体部分激动剂、DA 稳定剂、非典型抗精神病药、三代抗精神病药物，同时也是心境稳定剂。

该药是 FDA 批准的用于治疗双相情感障碍的药物之一。其作用机制：①D_2 受体部分激动剂，在 DA 浓度高时可降低 DA 活动，在 DA 浓度低时可提高 DA 活动；②为 $5\text{-}HT_{1A}$ 受体部分激动剂；③对大脑一些区域 $5\text{-}HT_{2A}$ 受体的阻断作用可导致 DA 释放增加；④通过抑制 DA 和 5-HT 的受体，而降低上述神经递质的应答，使亢进的甲状腺功能下降，从而起到稳定 HPT 轴的作用。常见的不良反应包括眩晕、失眠、静坐不能、兴奋、恶心、呕吐、直立性低血压、便秘、头痛、无力、镇静等；体重的变化及 BMI 的监测是用药中需要注意的。阿立哌唑涉及治疗的其他相关信息请参见相关资料。

（5）利培酮（risperdone）：为 5-羟色胺-多巴胺拮抗剂，第二代抗精神病药物，同时也是一种心境稳定剂。该药是 FDA 批准的用于治疗双相情感障碍的药物之一。其作用机制：①阻断 D_2 受体，阻断 $5\text{-}HT_{2A}$ 受体，引起部分脑区 DA 释放的增加；②通过抑制 DA 和 5-HT 的受体，而降低上述神经递质的应答，使亢进的甲状腺功能下降，从而起到稳定 HPT 轴的作用。常见不良反应包括头晕、镇静、低血压、运动系统不良反应、泌乳素升高、体重增加等。利培酮涉及治疗的其他相关信息请参见相关资料。

（6）氯氮平（clozapine）：为 5-羟色胺-多巴胺拮抗剂，第二代抗精神病药物，同时也是一种心境稳定剂。该药可用于治疗双相情感障碍的药物之一。其作用机制：①阻断 D_2 受体，阻断 $5\text{-}HT_{2A}$ 受体，引起部分脑区 DA 释放的增加；②与 $5\text{-}HT_{2C}$ 及 $5\text{-}HT_{1A}$ 受体的交互作用可改善部分患者的认知损害及情感症状；③通过抑制 DA 和 5-HT 的受体，而降低上述神经递质的应答，使亢进的甲状腺功能下降，从而起到稳定 HPT 轴的作用。常见不良反应包括镇静、体重增加、头晕、低血压、增加糖尿病及脂代谢的风险、唾液分泌、心动过速、口干、便秘等。由于可能引起粒细胞缺乏症，需要定期检测血常规。氯氮平涉及治疗的其他相关信息请参见相关资料。

（五）治疗模式的选择与推荐

“三联治疗”模式是本次现场测试推荐使用并提倡使用的治疗模式，但并非强制要求的唯一治疗模式。“抗抑郁药物+心境稳定剂+非典型抗精神病药”是“三联治疗”模式的基本模式。参与现场测试的医生可根据临床经验和对患者疾病特点的理解选择不同的药物进行配伍，从而产生不同的“三联治疗”方案。通过对现场测试数据的分析，可获得不同特征典型双相情感障碍和非典型症状使用频率较高的“三联治疗”模式药物配伍，为临床医生提供参考。

同时，参与现场测试的医生也可选择“三联治疗”模式以外的治疗方案。通过对现场测试数据的分析，可获得“三联治疗”模式与其他治疗方案在治疗效果方面的数据，为获得更为优化的双相情感障碍治疗模式提供依据。

值得说明的是，本项临床测试选用的药物均为临床已经使用的药物，其用药方法、剂量、不良反应以及其他注意事项不再作统一规定。此外，在“三联治疗”模式的大前提下，临床医师可以根据患者的不同情况采用不同的组合，也可以根据对分类症状的病理生理、病理心理机制的认识来进行新的治疗组合。通过这种较为开放以及较为广泛的临床测试的最终目的是希望形成真正的、行之有效的“优化治疗方案”。

第二节　现场测试结果

一、受试者基本情况及分析

（一）入组受试人口学资料及分析

根据纳入、排除标准收集案例。截至 2015 年 7 月 28 日参研单位共回收数据 1315 例，纳入本次分析结果的有效数据为 1268 例，回收率为 96.43%。人口学资料见表 2-2-1。

表 2-2-1　人口学资料

类别	百分比（%）
性别	
男	46.4
女	53.6
年龄段	10.4
20 以下	
20～29 岁	31.4
30～39 岁	18.2
40～49 岁	18.7
50～59 岁	13.2
60～65 岁	8.1
民族	
汉族	97.3
其他少数民族	2.7

表 2-2-1 显示：①本次现场测试共纳入 1268 例，男女比例为 46.4∶53.6；平均年龄在 36.43 岁±14.77 岁；入组受试者最多的为 20～29 岁年龄段，其次分别为 40～49 岁及 30～39 岁年龄段；其中，97.3%为汉族，其余少数民族受试者中以藏族、彝族所占比例较高；从受试者年龄分布而言，本次现场测试纳入受试者涵盖各个年龄阶段，分布广，表明测试结果具代表性；②发病以中青年为主，男女比例无显著差异；③案例回收率高达 96.43%，提示参与本次现场测试的受试者具有较高的依从性。而统一的诊断、统一治疗目标、统一的复诊、统一的随访安排以及较为一致的实验室检查等措施应该是依从性极高的重要原因，也是精神科临床工作中应注意的问题；④本次现场测试中，受试者仍以汉族受试者为主，少数民族受试者仅占 2.7%，暂无法就该数据对其症状、用药情况及依从性进行分析，将在后续的现场测试中收集更多的数据。

（二）入组受试者首发年龄及确诊年限分析

将受试者分为典型组（符合 ICD-10 的诊断标准，具有典型躁狂和抑郁发作的特征）和非典型组（尚不满足 ICD-10 的诊断标准，但综合分析其症状特征，多个证据均指向双相情感障碍），其中，典型组纳入受试者 913 例，非典型组纳入受试者 355 例，相关情况详见表 2-2-2。

表 2-2-2 受试者年龄、双相情感障碍首发年龄及确诊年限

类别	范围	T	P
年龄			
典型组	13～82 岁	−1.17	0.24
非典型组	13～68 岁		
首发年龄			
典型组	8～70 岁	−1.48	0.14
非典型组	8～60 岁		
确诊年限			
典型组	0.5～480 个月	4.30	＜0.01
非典型组	1～444 个月		

表 2-2-2 显示：两组受试者中，典型组受试者年龄为 13～82（36.42±15.25）岁，确诊前的病程为 0.5～480（58.28±95.16）个月，非典型组年龄为 13～68（37.66±14.49）岁，确诊前病程为 1～444（79.43±86.15）个月。两组受试者年龄、首发年龄及从首发到确诊为双相情感障碍间隔时间进行比较后发现，典型组受试者在年龄及首发年龄的跨度均大于非典型组，但两组年龄及首发年龄的差异均无统计学意义（分别为 T=−1.17，P=0.24；T= −1.48，P=0.14）；但在确诊为双相情感障碍耗时方面，非典型组受试者平均耗时则显著高于典型组（T=4.30，P＜0.01）。

临床实践中，对双相情感障碍非典型症状的认识存在误区。临床医生常以是否符合诊断标准作为识别双相情感障碍的唯一标准，或简单地理解躁狂和抑郁（即“太高兴就是躁狂，心情不好就是抑郁”），使得对双相情感障碍及其非典型症状的认识仅仅局限于诊断标准的条款，对双相情感障碍的识别浮于表面症状或缺乏本质认识。非典型症状的存在更令被现行诊断标准束缚的临床医生准确诊断双相情感障碍需要经历更多曲折，或等躁狂、抑郁均发作后才能诊断。当患者展现更多非典型症状时，他们的疾病被明确诊断和有效治疗将需要更长的时间，甚至拖延长达十数年。而纳入现场测试的非典型症状仅为典型组的 1/3，也提示对非典型症状的认识是不足的。从另一个方面验证了双相情感障碍非典型症状的识别是双相情感障碍诊疗过程中的难点，因此，针对非典型症状的特征及诊疗开展现场测试是非常有必要的。

（三）双相情感障碍及其非典型症状类型分布及分析

双相情感障碍典型组及非典型组症状类型分布如表 2-2-3。

表 2-2-3　双相情感障碍典型组症状分布

双相情感障碍典型组症状类型	ICD-10 编码	百分比（%）
双相情感障碍，目前为轻躁狂	F31.0	6.93
双相情感障碍，目前为不伴有精神病性症状的躁狂发作	F31.1	21.27
双相情感障碍，目前为伴有精神病性症状的躁狂发作	F31.2	8.12
双相情感障碍，目前为轻度或中度抑郁	F31.3	8.72
双相情感障碍，目前为不伴精神病性症状的重度抑郁发作	F31.4	2.99
双相情感障碍，目前为伴精神病性症状的重度抑郁发作	F31.5	33.45
双相情感障碍，目前为混合状态	F31.6	14.58
双相情感障碍，目前为缓解状态	F31.7	3.94

结果表明，现场测试涵盖了符合现行诊断标准的双相情感障碍各

类症状，从而使得现场测试的结果更具说服力，能全面测试“三联治疗”模式在各类双相情感障碍中的治疗效果，也能比较各类双相情感障碍治疗模式是否存在区别。

在描述双相情感障碍非典型症状时，仍然以综合征及症状表现为其命名（表 2-2-4）。

表 2-2-4 双相情感障碍非典型组症状分布

双相情感障碍非典型症状类型	百分比（%）
广泛性焦虑症状	55.20
精神病性症状	14.53
混合症状	7.51
睡眠症状	11.38
强迫症状	6.78
多动症状	2.66
进食症状	1.21
迟钝症状	0.73

现场测试的结果提示，双相情感障碍的非典型症状确实存在。在双相情感障碍非典型组中，广泛性焦虑症状所占比例最高，为 55.20%；其次为精神病性症状（14.53%）、睡眠症状（11.38%）；其余尚有混合症状（广泛性焦虑症状与精神病性症状同时存在且突出占 7.51%）、强迫症状（6.78%）、多动症状（2.66%）、进食症状（1.21%）、迟钝症状（0.73%）。这是目前测试到的非典型症状，但并非全部非典型症状。笔者将在后续的现场测试中，继续识别和记录其他的非典型症状。

非典型症状的存在说明现行的诊断标准不能完全满足对疾病的诊断和识别，无法涵盖双相情感障碍的整体。临床医生需要做到心中有数的是，如果将现行双相情感障碍诊断标准比喻为一双鞋子的话，穿得下这双鞋的脚或许可以诊断为双相情感障碍，但并不意味着只有穿下这双鞋的脚才是双相情感障碍，穿不下这双鞋的脚就不是双相情感障碍。全面分析，解读症状本质才能帮助我们准确地完成诊断。

在测试到的非典型症状中，广泛性焦虑症状所占比例高达一半以上，说明与双相情感障碍的诊断现状相似，广泛性焦虑症状也需要被重新和从不同角度去认识。正如第一章所描述的那样，以广泛性焦虑症状为特征的双相情感障碍非典型症状显示出更多激惹、攻击的成分。从心理学、生物学角度出发，探索焦虑与躁狂、抑郁的同源性、转换（抑制与脱抑制）及特征，将是后续工作的方向。多角度的思维，才能为患者寻找到真正的"鞋"，制订合理的优化方案。同样的，虽然精神病性症状、强迫症状、多动症状、进食症状所占比例相对较低，但也发出同样的讯号，并挑战着传统思维模式，关于各种非典型症状特征的描述请参见第一章。

二、神经内分泌结果及分析

由于部分参与现场测试的医院尚未开展内分泌检测，共计 1115 例受试者完成内分泌指标的基线检测，完成率为 87.93%。其中典型组共 824 例受试者完成基线检测，占 73.90%；非典型组共 291 例受试者完成基线检测，占 81.97%。回顾近 10 年的研究结果，提示甲状腺功能在情感障碍的发病机制中发挥着关键作用。临床实践中，甲状腺功能可通过对 HPT 轴各指标的检测得以反映。因此，对 HPT 轴指标的变化趋势进行分析，可为双相情感障碍特别是其非典型症状的识别及治疗提供生物学参考。

以四川大学华西医院实验医学科 HPT 轴指标正常范围参考值作为参考，低于或高于该参考值定义为异常。其中 TSH 的正常参考值范围为 0.27～4.2 mU/L、FT_3 的正常参考值为 3.6～7.5pmol/L、FT_4 的正常参考值为 12.0～22.0pmol/L、T_3 的正常参考值为 1.3～3.1nmol/L、T_4 的正常参考值为 62～164nmol/L。

（一）典型组和非典型组 HPT 轴指标基线检测结果及分析

1. 典型组受试者组共 824 例受试者接受 HPT 轴指标的检测，发现其中 531 例受试者存在 HPT 轴指标异常，异常率为 64.44%，具体异常情况见表 2-2-5。

表 2-2-5 典型双相情感障碍组 HPT 轴指标异常情况

异常情况	例数（*n*）	比例（%）
存在 1 个指标异常者	118	22.22
存在 2 个指标异常者	71	13.37
存在 3 个指标异常者	38	7.16
存在 4 个指标异常者	235	44.26
5 个指标均异常者	69	12.99
总计	531	100

典型组中 64.44%的受试者 HPT 轴指标存在异常，异常情况中的 64.41%的受试者有 3 个及以上指标出现异常。该结果显示了双相情感障碍患者甲状腺功能明显不稳定的趋势，也印证了甲状腺功能在提示情感障碍，特别是提示情绪稳定性方面所承担的特殊角色。

2. 非典型组受试者 HPT 轴指标检测情况见表 2-2-6。149 例受试者被发现存在 HPT 轴指标的异常，异常率为 51.20%。

表 2-2-6 非典型组 HPT 轴指标异常情况

异常情况	例数（*n*）	比例（%）
存在 1 个指标异常者	52	34.90
存在 2 个指标异常者	5	3.36
存在 3 个指标异常者	4	2.68
存在 4 个指标异常者	63	42.28
5 个指标均异常者	25	16.78
合计	149	100

非典型组中占受检总人数 51.20%的受试者 HPT 轴指标存在异常，异常情况中的 61.74%的受试者存在 3 个及以上指标的异常。虽然典型

组 HPT 轴指标的总体异常率绝对值高于非典型组，但对两组构成比进行卡方检验后发现，差异无统计学意义（P=0.16）。此外，对两组 HPT 轴指标异常情况构成比进行了卡方检验，差异仍然无统计学意义（P=0.21）。这样的结果显示，非典型组患者的甲状腺功能表现出了与典型组患者相似的异常趋势。尽管 HPT 轴异常对双相情感障碍的意义还有待进一步阐明，但这种与典型组相似的变化趋势（图 2-2-1）为论证双相情感障碍非典型症状或前驱症状的存在提供了生物学证据。

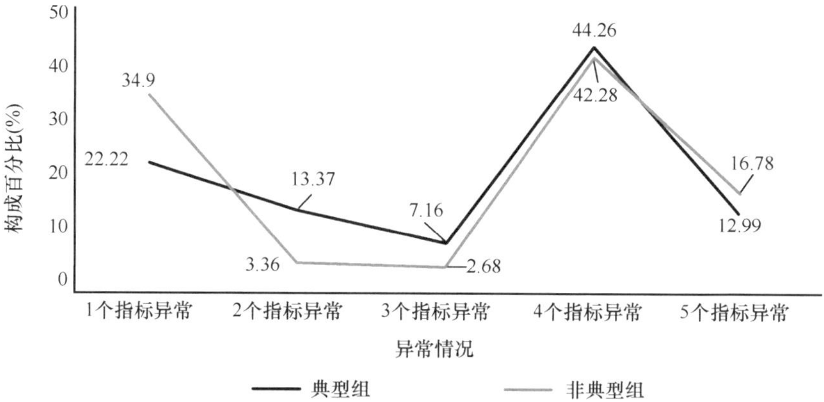

图 2-2-1　典型组和非典型 HPT 轴指标异常趋势

3. 典型组与非典型组 HPT 轴指标的比较及分析见表 2-2-7 及图 2-2-2。

表 2-2-7　典型组和非典型组 HPT 轴指标的差异

	典型组（n=667）	非典型组（n=154）	P
TSH（mU/L）	3.35±4.33	2.73±1.57	0.05
FT_3（pmol/L）	3.08±1.76	1.72±0.44	**
FT_4（pmol/L）	47.78±63.26	88.63±31.75	**
TT_3（nmol/L）	3.38±1.42	4.78±1.46	**
TT_4（nmol/L）	55.12±62.97	14.74±4.99	**

** $P<0.01$。

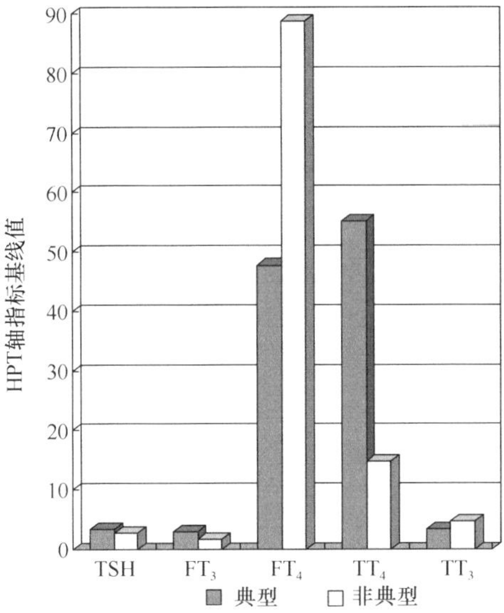

图 2-2-2　典型组和非典型组 HPT 轴指标的差异

将典型组和非典型组受试者 HPT 轴各指标进行比较后发现，非典型组 FT_3、TT_4 两个指标显著低于典型组，而在 FT_4、TT_3 两个指标则显著高于典型组。这一结果看似没有规律，但仔细分析后发现，非典型组受试者上述 4 个指标或高或低，其趋势均较典型组更倾向于异常。换句话说，双相情感障碍非典型症状患者的 HPT 轴稳定性更差，更容易在各指标上呈现异常。而这样的异常趋势也可能是其症状不典型的原因之一。从心理学的角度分析，症状的出现是为了缓解内心的冲突，从而尽可能地维持内心的平衡。症状或以生物学改变表现，或以心理学症状出现，或两者同时出现。从生物学的角度分析，5-HT、DA、NE 分泌模式的改变反映了内部神经生物节律的失调。HPT 轴指标的变化显示着内部生物节律的失调，这样的改变先于症状的典型化，因此可将 HPT 轴指标的变化趋势作为双相情感障碍非典型症状的识别及治疗的重要参考之一。

（二）治疗 8 周时，HPT 轴指标的分析

在治疗第 8 周时，将受试者根据内分泌正常与否分为内分泌正常组和内分泌异常组（内分泌异常的含义为 HPT 轴任一指标异常即纳入异常组）。对两组受试者疾病严重程度和治疗效果进行比较，结果见表 2-2-8 和图 2-2-3。

表 2-2-8　8 周时，内分泌正常组与异常组疾病严重程度、治疗效果比较

	异常组（*n*=574）	正常组（*n*=80）	*P*
疾病严重程度得分	1.89±0.98	1.01±0.00	**
治疗效果得分	1.48±0.94	1.00±0.00	**

** $P<0.01$。

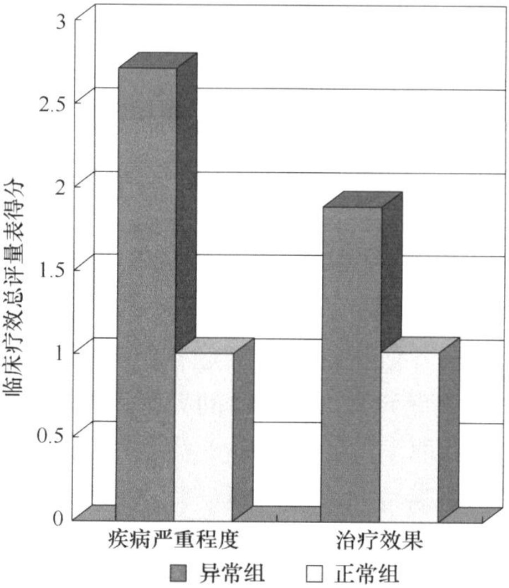

图 2-2-3　8 周时，内分泌正常组与异常组疾病严重程度、治疗效果的比较

现场测试中，共计 654 例受试者完成内分泌指标的复查，完成率为 79.66%。治疗 8 周时，574 例受试者内分泌指标仍有至少 1 项指标存在异常。而这部分受试者疾病严重程度与治疗效果得分均显著高于

内分泌正常者，提示 8 周时，内分泌指标仍然异常的受试者治疗效果较内分泌正常者欠佳。同时也提示维持治疗应继续下去。

内分泌指标变化趋势能为双相情感障碍及其非典型症状的识别和治疗期限判断提供参考依据，尤其是 HPT 轴的指标。虽然患者症状基本消失，但复查内分泌指标仍异常时，临床医生可以考虑延长维持治疗的期限以获得更好和更稳固的治疗效果。症状评估结合内分泌指标的检测，将能更综合、全面地制订后续治疗方案。而 574 例受试者在完成 8 周随访后，HPT 轴指标仍存在异常，提示需延长对这部分受试者的随访时间，以获得进一步这方面的证据。

三、临床治疗效果评估

如前所述，虽然“三联治疗”模式是推荐的模式，但并非为规定采用的唯一模式。实际测试中，主要强调的是临床医师根据对诊疗基本标准的掌握来自己设计治疗模式，最终的目的是观察实际发生的临床实践中的治疗并由此形成对双相情感障碍的优化治疗方案。

根据前述治疗效果评估原则，对治疗效果评估的目标包括两个方面：一是“三联治疗”模式的治疗效果，二是“三联治疗”模式与非三联治疗方案在症状量表减分率及临床总体疗效评定方面的差异。

（一）“三联治疗”模式的治疗效果评价

评估目标包括：①“三联治疗”模式基线（0 周）与 8 周时，两个重要量表（杨氏躁狂评定量表和蒙哥马利抑郁评定量表）、临床症状、疾病严重程度及治疗效果的比较；②“三联治疗”模式与非三联治疗方案 8 周时，治疗效果的比较。

1.“三联治疗”模式疗效评价：通过比较治疗前后两个重要量表（杨氏躁狂评定量表和蒙哥马利抑郁评定量表）的得分对“三联治疗”模式治疗效果进行评价，具体见表 2-2-9 和表 2-2-10。

表 2-2-9　杨氏躁狂评定量表总分基线、8 周时结果（n=612）

ICD-10 编码	基线均数	标准差	8 周时均数	标准差	P
总体	12.81	13.32	3.32	6.13	**
F31.0	20.45	10.63	4.95	6.88	**
F31.1	17.82	13.29	2.34	4.69	**
F31.2	26.38	7.97	5.63	8.30	**
F31.3	14.71	9.84	8.00	6.74	**
F31.4	5.50	5.79	1.07	2.13	0.02
F31.5	3.20	4.74	1.46	4.05	**
F31.6	2.86	4.03	1.95	7.17	0.49
F31.7	3.80	6.53	0.13	0.52	0.36

** 8 周时与基线比较，$P<0.01$。

表 2-2-10　蒙哥马利抑郁评定量表总分基线、8 周时结果（n=612）

ICD-10 编码	基线均数	标准差	8 周时均数	标准差	P
总体	17.39	13.09	4.36	6.53	**
F31.0	11.17	13.59	1.48	4.07	**
F31.1	14.41	13.88	1.19	3.47	**
F31.2	8.25	10.82	5.88	7.09	0.34
F31.3	20.06	6.87	10.32	6.56	**
F31.4	8.35	14.02	2.64	4.14	0.16
F31.5	19.07	8.56	5.10	6.09	**
F31.6	29.17	8.87	8.38	7.21	**
F31.7	30.80	8.98	9.33	12.07	**

** 8 周时与基线比较，$P<0.01$。

受试者接受“三联治疗”模式治疗后，8 周时量表得分均较基线显著下降，提示：“三联治疗”模式有效。

2. 非典型组“三联治疗”模式疗效评价：通过比较治疗前后两个重要量表（杨氏躁狂评定量表和蒙哥马利抑郁评定量表）得分，对“三联治疗”模式治疗效果进行评价，具体见表 2-2-11。

表 2-2-11　非典型组 YMRS、MADRS 总分基线、8 周时比较结果（n=355）

组别	YMRS				MADRS			
	基线		8 周时		基线		8 周时	
	均数	标准差	均数	标准差	均数	标准差	均数	标准差
非典型组	5.01	4.85	0.93	1.74	11.21	7.27	2.83	3.54
	T=6.52，P=0.000				T=8.45，P=0.000			

非典型组受试者接受“三联治疗”模式治疗后，8 周时量表得分均较基线显著下降，提示：“三联治疗”模式明显有效。

3. 临床疗效总体评价：采用临床疗效总评量表对两组受试者临床疗效分别进行评价，详见表 2-2-12。

表 2-2-12　临床疗效总评量表基线、8 周时结果

组别	基线时				8 周时			
	疾病严重程度		疗效总评		疾病严重程度		疗效总评	
	均数	标准差	均数	标准差	均数	标准差	均数	标准差
总体	4.38	0.99	0.92	1.30	2.21	0.96	1.57	0.88
典型组	4.35	1.07	1.13	1.34	1.97	0.93	1.48	0.84
非典型组	4.56	0.84	0.09	0.55	2.72	0.73	1.65	0.80

表 2-2-12 提示，分别比较 0 周（基线）与 8 周时疾病严重程度和疗效总评得分显示，经过 8 周的治疗，受试者整体疾病严重程度明显减轻（T=41.35，P<0.01），疗效总评得分明显提高（T=–4.85，P<0.01）典型组受试者疾病严重程度明显减轻（T=33.32，P<0.01），疗效总评得分明显提高（T=–28.29，P<0.01）；同样非典型组受试者疾病严重程度也明显减轻（T=45.63，P<0.01），疗效总评得分明显提高（T=–6.34，P<0.01）。上述结果证明：无论对典型的双相情感障碍，还是双相情感障碍非典型症状来说，“三联治疗”模式均能有效改善其症状，获得较为理想的治疗效果。

（二）“三联治疗”模式与非三联治疗方案疗效比较

根据通行标准，以杨氏躁狂评定量表总分的减分率、蒙哥马利抑郁评定量表减分率及临床疗效总评量表的得分值等 3 个指标比较两种治疗模式的治疗效果，具体统计结果见表 2-2-13。

表 2-2-13　“三联治疗”模式与非三联治疗方案疗效比较

	三联治疗模式	非三联治疗方案	P
数量（N）	967	301	
YMRS 减分率	0.73±0.44	0.58±0.76	**
MADRS 减分率	0.75±0.32	0.52±1.47	*
疗效总评（CGI）	1.63±0.87	1.42±0.85	**

** 与非三联治疗方案比较 $P<0.01$；* 与非三联治疗方案比较 $P<0.05$。

进入维持治疗时，使用“三联治疗”模式的病例数占总体样本的 76.3%，显著高于非三联治疗方案，在其 3 倍以上。这样的自然选择提示，“三联治疗”模式是临床医生最终愿意选择并最终被治疗结果证实为更有效和更合理的治疗模式。治疗 8 周时，两种治疗模式在 YMRS 减分率、MADRS 减分率差异、疗效总评差异具有统计学意义，提示较之非三联治疗方案，“三联治疗”模式在症状评估的减分率及疗效总评方面均呈现明显优势，是更为有效的优化治疗模式。“三联治疗”模式强调多维度治疗，即强调兼顾调节生物节律、改善现实情绪体验及对症等多个维度的治疗。这也是其获得更优疗效的重要原因之一。纵观典型组整体，“双相Ⅰ型”和“双相Ⅱ型”的治疗模式并无差异。这至少从又一个角度表明双相Ⅰ型和Ⅱ型没有实质上的区别，所存在的差异仅是在某个时段内临床表现的差别。由此所揭示的问题是质疑目前的诊断标准中关于双相情感障碍亚型的划分是否合理和有必要。

（三）非三联治疗方案与“三联治疗”模式治疗效果构成比

按照国际通行原则，以症状量表（杨氏躁狂评定量表、蒙哥马利抑郁评定量表）减分率大于或等于 25%视为有效；症状量表总分减分率大于或等于 50%视为显效。

1. 非三联治疗方案治疗效果构成比：治疗 8 周时，共计 301 例受试者接受非三联治疗方案治疗，占总样本的 23.74%；其中典型组 239 例，非典型组 62 例。通过杨氏躁狂评定量表、蒙哥马利抑郁评定量表分析 8 周时非三联治疗方案无效、有效、显效率的构成比，见表 2-2-14，图 2-2-4。

表 2-2-14　非三联治疗方案治疗 8 周时疗效分布

	无效率	有效率	显效率
杨氏躁狂评定量表	23.16%	23.68%	53.16%
蒙哥马利抑郁评定量表	10.94%	30.21%	58.85%

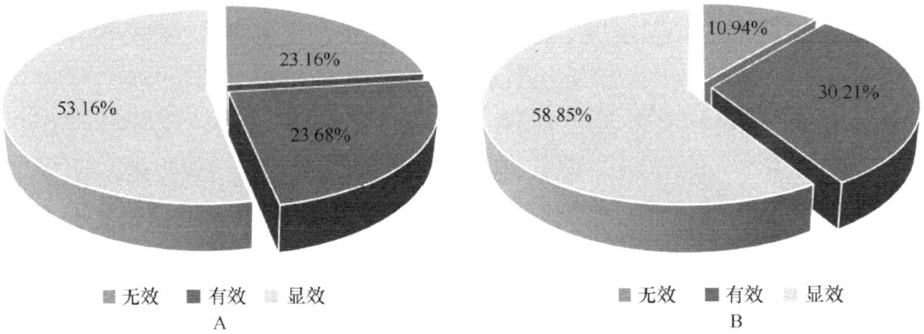

图 2-2-4　非三联治疗方案治疗 8 周时疗效构成

A. 从杨氏躁狂评定量表角度；B. 从蒙哥马利抑郁评定量表角度

2. “三联治疗”模式治疗效果构成比：通过杨氏躁狂评定量表、蒙哥马利抑郁评定量表分析 8 周时全部接受“三联治疗”模式患者的无效、有效、显效率的构成比见表 2-2-15 和图 2-2-5。

表 2-2-15　“三联治疗”模式治疗 8 周时疗效分布

	无效率	有效率	显效率
杨氏躁狂评定量表	6.69%	8.79%	84.52%
蒙哥马利抑郁评定量表	5.39%	11.21%	83.40%

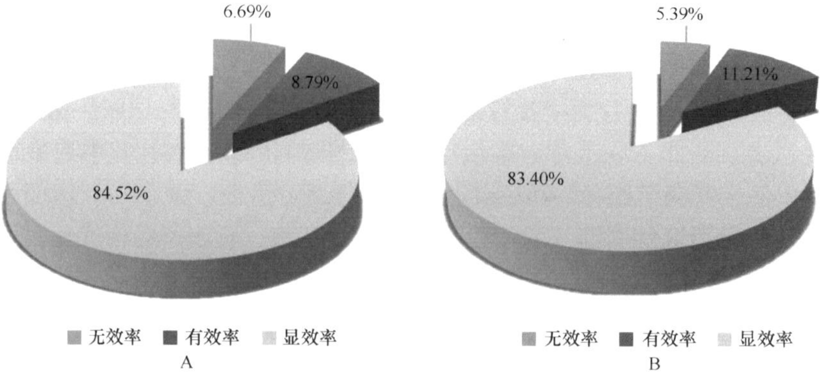

图 2-2-5　“三联治疗”模式治疗 8 周时疗效构成

A. 从杨氏躁狂评定量表的角度；B. 从蒙哥马利抑郁评定量表的角度

3. “三联治疗”模式与非三联治疗方案疗效构成比的比较、分析：从杨氏躁狂评定量表角度，非三联治疗方案 8 周时治疗显效和有效所占比例为 76.84%；从蒙哥马利抑郁评定量表角度，非三联治疗方案 8 周时治疗显效和有效所占比例为 89.06%。同样，从杨氏躁狂评定量表角度看，“三联治疗”模式 8 周时治疗显效和有效所共占比例为 93.31%；从蒙哥马利抑郁评定量表角度看，“三联治疗”模式 8 周时治疗显效和有效所共占比例为 94.61%。从治疗效果角度看来，90% 以上的患者治疗均是有效的。前述结果显示，非三联治疗方案对于双相情感障碍有效。但将两种治疗方式的治疗效果构成比进行卡方检验的结果显示：①从杨氏躁狂评定量表角度分析，“三联治疗”模式与非三联治疗方案的治疗效果构成比差异有统计学意义（χ^2=95.93，P<0.01）；②从蒙哥马利抑郁评定量表角度分析，“三联治疗”模式与非三联治疗方案的治疗效果构成比差异有统计学意义（χ^2=60.44，P<0.01）。因此疗效构成比分析总的结果提示“三联治疗”模式治疗有效率明显高于非三联治疗方案。此外，个案分析发现，在接受非三联治疗方案的受试者中，治疗 8 周时有 8 例杨氏躁狂评定量表减分率达到显效，而蒙哥马利抑郁评定量表减分率却为负值；而另外有 7 例受试者蒙哥马利抑郁评定量表减分率达到显效，但杨氏躁狂评定量表

减分率却为负值。这样的个案结果提示，接受非三联治疗方案的受试者在治疗期间有病情明显波动的情况，而接受“三联治疗”模式的受试者中未发现上述情况。单一针对躁狂症状或抑郁症状的治疗模式可能引发情绪状态的突然转向，“三联治疗”模式不仅治疗效果更为优异，且同时兼顾躁狂和抑郁两相，在掌控双相情感障碍双极情绪方面显示出了明显的优势，是一种值得推荐的优化治疗模式。

第三节　在治疗中的“三联治疗”模式的具体优化方案

第二节中相关统计结果已经显示，“三联治疗”模式比非三联治疗方案无论在对典型双相情感障碍的治疗中还是在对双相情感障碍非典型症状的治疗中均具有明显的优势，因此，进一步总结和统计在现场测试中“三联治疗”方案的具体构成对临床实践有着重要的参考价值。所谓“具体构成”主要是统计在治疗 8 周时三类药物的具体药物出现的频度。在此需要说明的问题是，如果临床实际使用的药物来自多个生产厂家，则该药使用通用名，而实际使用的药物来自一个生产厂家，则该药采用商品名。

一、治疗中三大类药物使用频度总排序

根据受试者治疗 8 周时，治疗效果评估情况，将量表减分率≥25%的数据纳入分析，分别将心境稳定剂、抗抑郁药物、非典型抗精神病药物的使用频度进行排序，并标明使用剂量范围，具体详见表 2-3-1～表 2-3-3。

表 2-3-1　治疗 8 周时心境稳定剂使用频度排序

排序	药名	使用剂量范围（mg/d）
1	利必通	25～350
2	德巴金	250～1500
3	锂盐	250～1500

评价：对临床医师的调查发现，参与测试工作的临床医师均认为锂盐是效果肯定的心境稳定剂，但鉴于其不良反应，特别是鉴于其治疗量与中毒剂量十分接近以及对甲状腺功能的影响，临床医师在使用时特别慎重，这应该是锂盐出现频率相对较低的重要原因，统计结果提示，国内临床治疗中对贯彻“不伤害”原则的意识在不断增强。

表 2-3-2　治疗 8 周时抗抑郁剂使用频度排序

排序	药名	使用剂量范围（mg/d）
1	百优解	10～60
2	文拉法辛	37.5～300
3	帕罗西汀	10～60
4	欣百达	20～120
	左洛复	25～150
5	艾司西酞普兰	5～30

评价：百优解在治疗中的使用频度居于首位，这与其“转躁”风险最小不无关系。然而，帕罗西汀、左洛复、艾司西酞普兰也是临床医生在现场测试的过程使用率较高的几种药物。而这部分药物的使用正是治疗艺术的体现。SSRIs 类药物具有促发激越或躁狂的较高可能性。当患者已经较长时间处于显著抑郁状态，其痛苦体验持续影响着患者，这类患者往往具有较高的自杀风险。此时，灵活运用 SSRIs 类药物的上述“不良反应”，将能明显地改善患者低落情绪，特别是改善患者痛苦体验，降低自杀风险。而对可能出现的激越或躁狂症状及其程度的预估，抗抑郁药物剂量的灵活合理把握，都能更好地处理情绪的波动，维持情绪的稳定。

表 2-3-3　治疗 8 周时，非典型抗精神病药使用频度排序

排序	药名	使用剂量范围（mg/d）
1	思瑞康	25～800
2	奥氮平	1.25～25
3	氯氮平	12.5～300

续表

排序	药名	使用剂量范围（mg/d）
4	齐拉西酮	40～120
5	利培酮	1～4
6	阿立哌唑	2.5～30

评价：氯氮平、利培酮最初并未出现在推荐用药的方案中。但是，临床医生在现场测试的过程仍然选择使用了上述两种药物。这表明本现场测试以实际发生的医疗行为作为资料统计的基础，此外，资料显示，上述两种药物同样具有稳定甲状腺轴功能的作用，因而也符合本共识对心境稳定剂的界定。

二、在不同情绪状态及年龄中使用三大类药物频度排序

为了更加细化药物使用情况，根据情绪状态及年龄这两个最为基本指标对受试者在治疗 8 周时的药物使用情况进行统计。将典型双相情感障碍受试者被纳入时的情绪状态根据杨氏躁狂评定量表和蒙哥马利抑郁评定量表得分划分为抑郁状态为主和躁狂状态为主的两种情况；将全体受试者年龄划分为 18 岁及以下、19～59 岁、60 岁及以上 3 个组，统计上述情况的药物出现频度，具体详见表 2-3-4～表 2-3-6。在以后获得更大宗数据后，还可根据受试者更多临床特征对药物使用频度进行排序。

（一）不同情绪状态下三大类药物使用频度排序

双相情感障碍患者情绪状态呈现不同极性特征时，参与现场测试的临床医生选择的心境稳定剂是存在差异的；抗抑郁药物、非典型抗精神病药物使用频度排序与总体排序无明显差异，在此不做赘述。

不同情绪状态下心境稳定剂使用频度排序：采用较为成熟的杨氏躁狂评定量表和蒙哥马利抑郁评定量表评估患者情绪水平，并根据基线数据对患者进行分组。杨氏躁狂评定量表具有可操作定义的对照

点，即总分≥20 分，故将 20 分作为划界点，将符合条件的患者纳入观察组，也就是将入组时以躁狂相为主要表现的受试者分为一组，躁狂相组受试者治疗 8 周时有效、显效病例中心境稳定剂出现频度的总排序见表 2-3-4。蒙哥马利抑郁评定量表总分≥22 分提示患者存在中度及以上抑郁情绪，故将 22 分作为划界点，将符合条件的患者纳入观察组，也就是将入组时以抑郁相为主要特征的受试者列为另一组。该组治疗 8 周时有效、显效病例中心境稳定剂出现频度的总排序见表 2-3-5。

表 2-3-4　躁狂相组治疗 8 周时心境稳定剂使用频度排序

排序	药名	使用剂量范围（mg/d）
1	德巴金	2501～1500
2	锂盐	250～1500
3	利必通	25～200

表 2-3-5　抑郁相组治疗 8 周时心境稳定剂出现频度排序

排序	药名	使用剂量范围（mg/d）
1	利必通	25～250
2	德巴金	250～1500
3	锂盐	375～1500

上述数据提示，以抑郁相或以躁狂相分别作为就诊的主要症状群时，对心境稳定剂的选择可有不同。曾有资料表明双相Ⅰ型和双相Ⅱ型在心境稳定剂的选择方面有所不同，前者更适合使用德巴金而后者更适合使用拉莫三嗪。由于本次测试结果提示，从总体情况看，双相Ⅰ型和双相Ⅱ型在治疗模式及药物的选择方面没有根本的区别，因此，此处结果应该是提示在就诊当时根据症状群心境稳定剂具体选择的参考。

（二）不同年龄组三类药物使用频度排序

不同年龄阶段适用的药物种类和剂量可能存在差异。因此，将全部受试者分为 3 个年龄组，分别是 18 岁及以下、19～59 岁、60 岁及以上 3 组，表 2-3-6 显示了 3 个年龄组实际接受“三联治疗”模式具体药物组合出现频度。

表 2-3-6 不同年龄组“三联治疗”模式具体药物出现频度排序

分组	排序	心境稳定剂	抗抑郁药	非典型抗精神病药
18 岁及以下	1	德巴金（250～1500mg）	百优解（10～40mg）	思瑞康（25～500mg）
		利必通（12.5～150mg）		
	2	碳酸锂（250～1500mg）	帕罗西汀（10～40mg）	奥氮平（2.5～20mg）
	3		文拉法辛（75～225mg）	阿立哌唑（5～30mg）
	4			氯氮平（12.5～100mg）
19～59 岁	1	利必通（25～300mg）	百优解（10～60mg）	思瑞康（25～800mg）
	2	德巴金（250～1500mg）	文拉法辛（75～300mg）	奥氮平（1.25～25mg）
	3	碳酸锂（250～1500mg）	帕罗西汀（10～60mg）	氯氮平（12.5～275mg）
	4			齐拉西酮（40～80mg）
60 岁及以上	1	德巴金（250～1500mg）	百优解（10～50mg）	思瑞康（25～800mg）
			帕罗西汀（10～60mg）	
	2	利必通（25～250mg）	文拉法辛（75～225mg）	奥氮平（2.5～20mg）
	3	碳酸锂（375～1000mg）	左洛复（50～150mg）	

上述数据显示，不同的年龄阶段所选择药物的频度及剂量范围均是有所差异的。青少年儿童及老年患者优先选择德巴金作为“三联治疗”模式的支点，而中青年患者则优先选择利必通作为支点；针对抗抑郁药物，百优解仍是治疗的首选，接下来依次为文拉法辛、帕罗西丁。针对非典型抗精神病药物，优先选择的是思瑞康、奥氮平。其他药物使用频率相对较低，故在此并未一一列出。这样的频度排序结果，可能与下列因素密切相关：如参与现场测试临床医生的用药习惯、不同年龄阶段躁狂综合征和抑郁综合征所表现出的差异、对老年人和青少年儿童用药的安全性以及对不同药物的“不良反应”的合理利用等。为了提供更多的参考，对不同年龄阶段的受试者“三联治疗”模式整体组合模式的使用频率也进行了排序，具体情况显示如下。

1. 18 岁及以下组优化方案所出现的频度情况

（1）德巴金+帕罗西汀+思瑞康/奥氮平。

（2）利必通+文拉法辛+奥氮平。

以上药物剂量范围参见表 2-3-6。

2. 19～59 岁组优化方案所出现的频度情况

（1）利必通+百优解/文拉法辛+思瑞康/奥氮平。

（2）德巴金+文拉法辛/帕罗西汀+思瑞康/奥氮平。

药物剂量范围参见表 2-3-6。

3. 60 岁及以上优化方案所出现频度情况

（1）德巴金+帕罗西汀+思瑞康。

（2）利必通+艾司西酞普兰+氯氮平。

上述药物使用剂量范围参见表 2-3-6。

由于在较大样本中证实上述用药组合有明确的治疗效果，因此可以作为临床实践的参考依据，同时也是进一步现场测试的重要基础。

三、非典型症状“三联治疗”模式优化方案排序

前述提到了 4 大类型的 10 种非典型症状；在实际的现场测试中，共测试到其中 8 种非典型症状，包括广泛性焦虑症状、精神病性症状、混合症状、睡眠症状、强迫症状、多动症状、进食症状、迟钝症状。现将测试到的上述非典型症状“三联治疗”模式优化方案的使用频度进行阐述。治疗药物及治疗方案出现频度的统计与描述同样从对治疗 8 周且疗效评估为有效（症状量表减分率大于等于 25%）的受试者中获得。

（一）以焦虑症状为特征的非典型症状

本研究现场测试中测试到的比例最高的非典型症状，共计 228 例。在这组受试者中，优化方案所出现的频度集中在：

（1）利必通（75～250mg）+帕罗西汀（20～40mg）/文拉法辛（75～225mg）+思瑞康（25～400mg）/奥氮平（2.5～25mg）。

（2）德巴金（250～1500mg）+百优解（10～30mg）/文拉法辛（75～225mg）+思瑞康（25～400mg）/奥氮平（2.5～15mg）。

（二）以精神病性症状为特征的非典型症状

本研究现场测中占第 2 位的非典型症状，共计 60 例。在这组受试者中，优化方案所出现的频度集中在：

（1）利必通（75～250mg）+百优解（10～40mg）/文拉法辛（75～225mg）+思瑞康（50～200mg）/奥氮平（2.5～15mg）。

（2）德巴金（250～1500mg）+百优解（10～40mg）/左洛复（50～150mg）+思瑞康（50～200mg）/奥氮平（2.5～15mg）。

（三）以混合症状为特征的非典型症状

此组症状主要是指存在前面描述的 2 种或 2 种以上情况的症状。如焦虑症状和精神病性症状同样突出，此类症状患者共计 31 例。在这组受试者中优化方案所出现的频度集中在：

（1）利必通（25～150mg）+百优解（10～40mg）+奥氮平（1.25～15mg）。

（2）德巴金（500～1000mg）+百优解（10～40mg）+奥氮平（1.25～15mg）。

（四）以睡眠症状为特征的非典型症状

此组受试者共计 47 例，优化方案特征及具体药物出现的情况主要为利必通（25～150mg）+百优解（10～40mg）/帕罗西汀（10～40mg）+氯氮平（75～275mg）/奥氮平（1.25～15mg）。

（五）以强迫症状为特征的非典型症状

该组受试者共计 28 例，优化方案所出现的频度集中在：

（1）利必通（75～300mg）+文拉法辛（75～150mg）+奥氮平（2.5mg）。

（2）德巴金（500～1000mg）+左洛复（50～150mg）+奥氮平（2.5～10mg）。

（六）以多动症状为特征的非典型症状

此组受试者共计 11 例，优化方案具体组合为利必通（75～150mg）+左洛复（50mg）+奥氮平（2.5mg）。

（七）以进食症状为特征的非典型症状

此组受试者共计 5 例，优化方案的组合为利必通（50～150mg）+艾司西酞普兰（10～20mg）+思瑞康（25mg）。

（八）以迟钝症状为特征的非典型症状

此组受试者共计 3 例，优化方案的具体组合为德巴金（500～1500mg）+左洛复（50～100mg）+思瑞康（50mg）。

四、需要说明的问题

1. 如前所述，现场测试的结果证明采用“三联治疗”模式比非三联治疗方案在治疗双相情感障碍中更为有效、规范和更为被业内理解，因此值得提倡和继续研究和积累更多的经验。测试参与单位之一的三甲医院——绵阳市第三人民医院于 2014 年开始推行“三联治疗”模式，2015 年基本实现全面采用“三联治疗”模式。对该院双相情感障碍患者近年来平均住院时间及患者满意度的调查结果显示，患者满意度从 2013 年的 60%左右、2014 年不足 70%，上升至 2015 年的 80%以上；而平均住院时间则从 2013 年的超过 18 日，逐渐下降至 2014 年的 16 日、2015 年的 14 日。这一局部资料为对双相情感障碍采用“三联治疗”模式更为规范、合理和更为业内所理解的论点提供了佐证。

2. 在近两年的多中心测试中，在对上千例患者采用以心境稳定剂为支点，以抗抑郁剂和非典型抗精神病药物为两翼的“三联治疗”

模式的治疗中，未发现诸如自杀冲动之类的不良事件。至于患者由抑郁相转为躁狂相或由躁狂相转为抑郁相的情况在采用“三联治疗”模式组和采用非三联治疗方案组间并没有明显差异。实际上，对患者在接受治疗过程中情绪及病情波动情况本测试并没有作为重点关注的问题，而治疗 8 周的总体疗效评估似乎已经能够说明问题。

3. 从采用“三联治疗”模式对典型双相情感障碍以及非典型症状治疗中具体药物出现频度的统计情况来看，“三联治疗”模式的核心是心境稳定剂，而其余两类药物的应用取决于许多因素，如患者的具体症状、年龄、性别、临床医师的用药习惯等。因此，采用心境稳定剂的种类与具体临床特征的关系需进一步研究，也需不断积累临床经验。此外，针对不同症状特征的具体病例治疗的具体方案的组合还需在实际临床治疗中不断总结。

4. 关于治疗周期的说明

本测试 8 周后对部分受试者的继续随访资料。归纳起来包括以下几点：①无论是“三联治疗”模式组还是非三联治疗方案组整体“有效”及“显效”率波动或增长均发生在 12～16 周，16 周后有效或显效统计数值不再发生明显变化；②目前已经完成了对 126 例典型双相情感障碍受试者 1 年的随访。随访内容主要涉及症状评估和疗效评估。126 例受试者均为采用“三联治疗”模式显效者。其中，16 例受试者纳入现场测试时，症状以躁狂为主，110 例受试者纳入现场测试时，症状以抑郁为主。随访至 12 周时，治疗方式均调整为采用单一心境稳定剂维持方案（即采用或碳酸锂，或德巴金，或利必通单药治疗）。随访至 24 周时，共 4 例受试者病情出现波动，占 3.17%。其中，1 例受试者由躁狂转向至抑郁，3 例受试者为原抑郁症状的再次出现。4 例患者均未达到复发标准。随访至 48 周时，12 例受试者病情出现波动，占 9.52%。其中，11 例受试者抑郁症状重新出现，1 例受试者躁狂症状再现。病情波动的受试者，症状量表评分均较入组时低，但有 2 例受试者达到病情“复发”的标准，占 0.01%。因此，从随访病例看，治疗 12 周时，显效及有效率＞90%；治疗 24 周时，病情稳定率为 96.83%；治疗 48 周，病情波动率为 9.52%，复发率为 0.01%。由此初步随访资料提出的相关建议如下：

（1）急性期治疗一般在 12～24 周。

（2）维持期治疗一般也可在 12～24 周。

（3）除特殊情况外，建议维持期的治疗单一用药，用于维持期的药物一般应为在急性期所使用的心境稳定剂的延续或为在急性期使用的，具有心境稳定作用的非典型抗精神病药物。

综合以上 3 点，从本测试结果总结，双相情感障碍的临床治疗时间一般为 6～12 月。

5. 当出现下列情况时，可考虑延“无限期”维持治疗　本处所提及的“无限期”维持治疗主要是指采用“三联治疗”方案或采用单一心境稳定剂方案的时间为 2 年乃至终生服药的情况。

（1）症状残留。

（2）症状基本消失，但内分泌指标仍存在异常，尤其是 HPT 轴指标异常。

（3）症状基本消失，但相关功能影像学指标存在异常。

（4）症状基本消失，但认知图式或认知内容功能存在异常。

（5）症状基本消失，但存在诱导症状发作的明显的人文或自然不良环境。

（6）经规范治疗，既往曾有 3 次及以上发作。

由于随访时间及随访案例均不足，因此此处仅为项目组根据临床经验及个案观察所提出的初步建议。

五、推荐治疗方案不良反应的排序

对现场测试整体数据进行分析，未发现较任何单一药物更为显著或严重的不良反应。治疗第 8 周以后，报告的不良反应排序为便秘（32 例）、口干（28 例）、嗜睡（16 例）、静坐不能（12 例）、皮疹（9 例）、视物模糊（8 例）、体重增加（6 例）、头昏（5 例）。

现将不良反应出现频率突出的具体“三联治疗”方案分列如下：

1. 便秘：拉莫三嗪+百优解+思瑞康。

2. 口干：碳酸锂/拉莫三嗪+百优解+思瑞康。

3. 嗜睡：碳酸锂+文拉法辛+思瑞康；拉莫三嗪+帕罗西汀+奥氮平/氯氮平。

4. 静坐不能：碳酸锂/拉莫三嗪+百优解+思瑞康。

5. 皮疹：拉莫三嗪+百优解/文拉法辛+思瑞康。

6. 视物模糊：拉莫三嗪+百优解+思瑞康。

7. 体重增加：主要集中在使用氯氮平、奥氮平的方案中。

8. 头昏：主要集中在使用思瑞康的方案中。

在临床观察中没有发现以上所描述的不良反应达到影响个体社会功能或产生严重危及健康的情况，因此总的来说，推荐方案被证明是安全的。此外，选择怎样的治疗方案有赖临床医师对具体患者本身及治疗目标的综合评估。

第四节 双相情感障碍非典型症状案例分享

一、睡眠症状案例

患者牟某，女，27 岁。因“眠差 9 月”就诊。9 个月前，患者无明显诱因开始出现入睡困难，上床很久才能勉强入睡，且容易醒。每晚平均能睡 3～4 小时，有时整晚都不能入睡；但白天精神仍然很好，能完成各种工作任务，甚至积极要求完成额外工作，精力旺盛，说话大声。但是一到晚上睡觉时，患者就感到心慌、烦躁，担心不能入睡；白天一想到睡觉的问题就心情不好，甚至害怕睡觉。这样的情况持续 3 个月后，患者前往医院就诊，先后接受规范的抗焦虑治疗以及促眠药治疗。治疗初期尚能一定程度改善入睡问题，但效果一般只能持续 3～5 天，而单纯使用促眠药则基本无效。患者仍描述“不能入睡”、“一直睁着眼睛”、“没有效果”“一想到睡觉就烦躁”等。由于规范治疗后效果仍欠佳，主治医师考虑调整治疗方向，考虑“双相情感障碍”非典型症状可能，给予拉莫三嗪（75～150mg/d）、百优解（氟西汀 10mg/d）、奥氮平（2.5～10mg/d）“三联治疗”模式。治疗 2 周后，患者睡眠良好，且情绪稳定；自述对初发病时的精力旺盛感觉“不可思议，正常时都没有那么好”、“我现在完全不担心睡觉了，是近 1 年来睡眠最好的时候，而且效果越来越好”。

实验室检查：首次就诊时检查结果为 PTC-8：323.30nmol/L；ACTH：27.70ng/L；TSH：2.330mU/L；T_3：1.18nmol/L↓；FT_3：3.20pmol/L↓；T_4：100.6nmol/L；FT_4：16.70pmol/L；LH：7.5mIU/ml；FSH：4.8 mIU/ml；PRL：16.74ng/ml；E2：13.78 pg/ml；P：0.13ng/ml↓。接受“三联治疗”模式治疗 6 个月后，复查内分泌结果为 PTC-8：348.80nmol/L；ACTH：24.54ng/L；TSH：2.842mU/L；T_3：1.86nmol/L；FT_3：3.84pmol/L；T_4：108.4nmol/L；FT_4：18.60 pmol/L；LH：7.1mIU/mL；FSH：5.1mIU/ml；PRL：18.64ng/ml；E2：14.28 pg/ml；P：0.21ng/ml。

治疗者体会：与单纯睡眠障碍及焦虑、抑郁障碍中的睡眠症状相比较，该患者表现出以入睡困难为主的睡眠障碍，并呈现出以下特征：睡眠不好，但对患者并未造成精力下降、疲乏、各种躯体不适等抑制性症状；反之，却表现出精力旺盛。因此，患者上述睡眠障碍应解读为睡眠需求量减少，归为躁狂发作的症状之一。与此同时，患者 HPT 轴功能呈现不稳定的状态；按双相情感障碍“三联治疗”模式治疗后，PHT 轴相关指标恢复正常，治疗效果好且持续。因此，对以主诉为“睡眠不好”解读不能仍只局限于焦虑、抑郁或单纯睡眠问题，还需全面考察患者整体精神状态、社会功能，并结合 HPT、HPA 轴等相关神经内分泌指标，考虑“双相情感障碍”的可能性。

二、多动症状案例

患儿李某，男，14 岁。因“注意力不集中，小动作多 5 年”就诊。5 年前，患儿开始出现上课注意力不集中，经常有玩笔、玩橡皮等小动作，甚至上课时无故离开座位四处走动。下课后，患儿爱招惹同学，喜欢奔跑、喧闹，显得过于兴奋。做作业时，患儿常常做到一半就去做其他事情，难以按时完成老师布置的作业，但完成的作业正确率尚可。患儿平时做事总是粗心大意、丢三落四，经常遗失自己的课本、文具等。大人在交流时，患儿会不停打断谈话、插话，与同学玩耍时经常做一些危险行为，如攀爬小山，从高处往下跳。患儿常因一点小事发脾气，甚至与同学发生肢体冲突，且学习成绩差。3 年来，患儿父母带其一直在综合医院儿科及精神卫生机构就诊，诊断为“注意缺陷与多动障碍”，给予哌甲酯（专注达，18mg/d）以及百优解（5mg/d）进行治疗。患儿情况一直无改善，情绪不稳较以往更为突出。患儿发育过程无异常，言语表达与同龄儿童水平一致，能完成精细动作；每次家长让其完成简单家务均能完成，问其问题也能较好地回答。韦氏儿童智力测试结果：IQ 为 95 分。2 年前，主治医师对患儿症状进行重新分析，逐渐调整治疗方案为利必通（100mg/d）、奥氮平（7.5mg/d）、百优解（10mg/d）的“三联治疗”治疗。模式。治疗 2 个月后，患儿前述症状逐渐消失，能集中注意力听课，情绪稳定，学习成绩提高；治疗 3～4 月后，采用拉莫三嗪单药维持治疗 1 年。目前，患儿正在初三正常学习，并完全停药。

实验室检查：初次就诊时内分泌检查结果为 FT_3：6.8pmol/L；FT_4：19.14pmol/L；T_3：3.6nmol/L↑；T_4：131.2nmol/L；TSH：1.35mU/L；ACTH：8.48ng/L；PTC-8：239.8nmol/L。接受“三联治疗”治疗 3 个月模式后复查内分泌，上述指标均在正常范围内。

治疗者体会：儿童及少年期出现的以多动症状为主要表现的异常，需考虑以下两种可能性：其一为注意缺陷与多动障碍（ADHD）的临床表现，其二为双相情感障碍的非典型症状。在鉴别上述两种情况时，首先应关注患儿注意受损的性质，分辨是注意稳定性、紧张度还是注意分配出现问题。本案例中，患儿虽然看似小动作多、东一下西一下，但是其能有效完成小任务和回答问题，因此患儿的注意力不集中，好动等症状应解读为“随境转移”。患儿常明显表现出易激惹症状。同时，患儿生长发育正常，言语功能与同龄儿童一致，能完成精细动作；智力水平在正常范围。此外，患儿的内分泌检查结果提示 HPT 轴功能倾向于不稳定。综合分析前述的结果，有助于临床上对“多动症状”实质的认识，即对是 ADHD 的临床表现还是双相情感障碍的非典型症状的分辨。

三、抑郁伴精神病性症状案例

患者邓某，女性，21 岁。因“情绪低落、凭空闻声 2 年”就诊。2 年前，患者无明显原因出现情绪低落，不愿上学，对生活、学习均毫无动力，常躺在床上；无论在家及学校，总是能听见有人对自己说话。这些声音时而熟悉，时而陌生，多是批评自己学习不认真、指责自己懒惰，是个“大懒虫”。症状出现 1 个月后，患者被家长带往当地某精神病医院就诊，诊断为“抑郁症”，给予规范抗抑郁药物治疗（百优解），并加用非典型抗精神病药物（利培酮）。用药后，患者情绪较治疗前有所改善，不再长时间卧床；但其情绪仍未达到正常水平，且仍能听到有人跟自己说话，只是频率略有下降。更换抗精神病药物（再普乐）规范治疗后仍未能使症状完全消失。患者再次就诊于某医院，主治医生调整治疗方案为“三联治疗”模式，即利必通（150mg/d）、百优解（20mg/d）、再普乐（5mg/d）；治疗 4 周后，患者幻听症状完全消失；继续治疗 8 周后，患者情绪恢复正常。

实验室检查：初次就诊时内分泌检查结果为 FT_3：4.74mU/L；FT_4：12.51mU/L；T_3：1.81mU/L；T_4：79.46mU/L；TSH：6.4mU/L↑；ACTH：40.39pmol/L；PTC-8：564.7nmol/L。接受“三联治疗”模式治疗 3 个月后复查内分泌，上述指标均处于正常范围。

治疗者体会：患者以情绪症状就诊，就诊医院诊断为“抑郁症”，并根据患者存在精神病性症状加用非典型抗精神病药物。但是，治疗效果并不理想。患者情绪及精神病性症状均不能得到完全缓解。与此同时，患者 HPT 轴功能检测结果提示 HPT 轴功能不稳定。实际使用心境稳定剂+抗抑郁剂+非典型抗精神病药物“三联治疗”模式取得了较为理想的疗效。这样的案例提示：当患者以抑郁综合征就诊，同时伴随明显的精神病性症状时，将其解读为双相情感障碍并采用“三联治疗”模式将是更为恰当的。

四、广泛性焦虑症状案例

患者邓某，女性，48 岁，教师。因“反复烦躁、心慌 5 年”就诊。患者于 5 年前开始经常与家人争吵，不满意女儿做生意的方法，对家中琐事看不惯，爱发脾气，烦躁易怒。患者逐渐感到一阵阵心慌、胃部烧灼不适，且坐不住，自述坐下不到 2 分钟就要站起来，四处走动才感稍舒服。夜间睡觉时间缩短，但白天精神状态较好。患者自行前往某医院就诊，诊断为“焦虑症”，给予规范化抗焦虑治疗（帕罗西汀 20～40mg/d，氯硝西泮 3mg/d）。服药后，患者心慌、胃部不适等症状明显改善，但烦躁、易怒等情况仍持续存在，且严重影响了患者与家人、同事、邻居的关系。治疗 7 日后，患者逐渐开始出现给不认识的人买东西，并称自己的儿子很有钱，可以随便花钱，到处找人聊天。主治医师逐渐调整治疗方案为“三联治疗”模式，即帕罗西汀（10mg/d）、思瑞康（500mg/d）、拉莫三嗪（150mg/d）。治疗 1 个月后，患者情绪趋于平稳，能安静完成工作，与他人相处融洽。

实验室检查：首次就诊时内分泌检查为 FT_3：7.23pmol/L；T_3：1.09μg/L↓；FT_4：18.42 pmol/L；T_4：85.78μg/L；TSH：1.07mIU/L。接受“三联治疗”模式治疗 3 个月后复查内分泌结果提示上述指标未见明显异常。

治疗者体会：从症状学分析，该患者的焦虑症状有激越突出、灾难性思维及自我关注较少而“运动不安”较为突出的特点，结合 HPT 轴的异常，应警惕双相情感障碍非典型症状存在的可能性。本例患者病情发展至比较典型的躁狂发作，最终使诊断及治疗明朗化。但是，即使是遇到没有典型躁狂或抑郁发作的以焦虑症状就诊的患者，如果患者具有以上特征且抗焦虑治疗效果又较差时，双相情感障碍的诊断及治疗选择也应予以考虑。本例患者治疗前后内分泌指标的变化提示，双相情感障碍非典型症状的个体，其 HPT 轴功能可能更不稳定。

因此，HPT 轴功能的检测也可作为判断和治疗双相情感障碍非典型症状的重要依据之一。但在解读双相情感障碍非典型症状时，最重要的还是更为全面、综合地把握患者症状实质。

五、强迫症状案例

患者王某，男性，38 岁。因“反复整理衣物 5^{+}年”就诊。5 年前，患者开始逐渐出现反复整理家里的东西，家里的东西一定要按照自己的意愿摆放，如稍有不对或整理途中被打断就一定要重新整理。患者也知道没有必要，但就是控制不住；每次整理少则 1 小时，多时 2～3 小时。此后，这种自认为“不必要”的行为逐步增多，如睡前多次检查门窗、出门时反复开门、锁门等。患者常因此耽误重要事务。患者自觉受此困扰，有时甚至感到非常痛苦，觉得活着没意思，甚至尝试采取割腕等方式自杀，但未成功；有时易怒，常冲家人发脾气。患者夜间睡眠差、早醒，醒后不能再入睡，每天只能睡 3 小时左右；白天则精神差、头昏，感觉十分疲惫。患者自行前往某医院就诊，诊断为“强迫症”，给予规范的抗强迫治疗（氯丙咪嗪、帕罗西汀等），但上述症状无明显缓解。治疗过程中，患者突然变得“心情舒畅”，此后出现活动增多、购物、兴奋话多、易激惹等情况。主治医师将治疗方案调整为“三联治疗”模式，即帕罗西汀（10～40mg/d）、奥氮平（2.5～5mg/d）、丙戊酸钠片（400mg/d）。接受治疗后，患者强迫症状完全消失，情绪明显好转，工作效率明显增高。经过 1 年维持治疗后，患者在主治医师的指导下开始逐渐降低药量。在减量过程中，患者再次突然出现兴奋话多，花钱大手大脚，购买了许多毫无用处的东西。在恢复上述“三联治疗”模式后，患者情绪逐渐趋于平稳，并继续维持治疗。

实验室检查：首次就诊时内分泌检查结果为 TSH：2.4mU/L；T_3：1.85nmol/L；FT_3：8.90pmol/L↑；T_4：176.70nmol/L↑；FT_4：15.67pmol/L；PTC-8：439.9nmol/L；ACTH：19.16ng/L。接受“三联治疗”模式治疗 2 年后，复查内分泌结果提示上述指标均未见明显异常。

治疗者体会：该患者就诊时，主要症状为强迫症状和睡眠障碍，此后出现较为典型的躁狂综合征。总结该患者强迫症状具有以下特点：①存在激越症状；②有明显的自杀观念；③抗焦虑方案治疗效果差；④同时伴有 HPT 轴指标的异常。对于具有类似特征的强迫症状患者，应考虑双相情感障碍存在的可能性。结合病史，该患者有典型的躁狂发作阶段。如果将患者的强迫症状对应理解为"抑郁相"，那么当面对具有类似特征的强迫患者时，即使当下没有出现躁狂综合征，双相情感障碍的治疗也应被考虑。

六、抑郁伴强迫症状案例

患者彭某，女性，33 岁。因"控制不住想事情伴消极观念 10 个月"就诊。10 个月前，患者无明显诱因出现控制不住想事情，以"邪念"为主，如每次看到陌生的小孩就会出现"他怎么不去死"、"我要弄死他"等想法；看到自己不喜欢的人忍不住想要骂他。患者意识到自己的想法不正常，却又难以控制这些"邪念"的出现，内心感到痛苦。患者逐渐出现烦躁、坐立不安，感到生活无助无望、情绪低落，反复出现多次自杀观念，如跳楼、割腕等，但未行动。患者夜间睡眠差，主要为入睡困难，闭眼就不由自主地想很多事情。患者就诊于当地某医院，给予帕罗西汀、氯米帕明、氯硝西泮等药物抗焦虑及抗强迫治疗半年，效果欠佳，仍有不由自主的"邪念"出现。主治医师随后调整用药方案为"三联治疗"模式，即拉莫三嗪（75～200mg/d）、文拉法辛（150mg/d）、奥氮平（2.5～5mg/d）并加用氯米帕明（175～200mg/d）。用药 1 个月后，患者情绪较平稳，睡眠好，偶有强迫观念。治疗 2 个月后，患者自诉未再有"邪念"出现，无情绪低落及自杀观念，治疗效果好。

实验室检查：TSH：4.69mU/L↑；T_3：1.75nmol/L；T_4：76.23nmol/L；FT_3：4.27pmol/L；FT_4：10.9pmol/L↓；PTC-8：524.7nmol/L；ACTH：30.88ng/L。甲状腺彩超：甲状腺结节性肿。

治疗者体会：患者最初强迫症状明显，尤以强迫观念为主。总结该患者有以下特点：①强迫观念内容多以攻击他人为主；②有明显的反复出现的自杀观念；③有激越症状；④抗强迫及焦虑治疗效果差；⑤HPT 轴的异常。该患者强迫观念的内容具有攻击性，但并未出现冲动、攻击行为。分析其原因，患者诉有心慌、烦躁及运动不安等焦虑表现，其思维上的攻击性可视为激越的表现；其实是一种发泄，目的是为了通过攻击他人来缓解自己内心的焦虑情绪；且患者情绪低落明显、“三无三自”症状及自杀观念等抑郁综合征表现较突出，存在认知上的偏差。一般而言，强迫症患者通常是谨小慎微处事，不会出现自杀观念。综上，可以认为该患者的表现是双相情感障碍中的不典型抑郁相。患者先前应用氯米帕明等抗强迫治疗效果较差，而本次治疗方案中加用情绪稳定剂拉莫三嗪治疗后效果较好。因此，对于有上述类似特征的强迫患者应考虑双相情感障碍的可能性。

七、进食症状案例

患者廖某，女性，20 岁。因“反复厌食、贪食 8 个月，体重明显下降”就诊。1 年半前，遇事后患者感老师、同学都不是真正关心自己，晚上出现入睡困难，眠浅易醒；伴阵发性心慌、坐立不安、情绪不稳，经常因一点小事跟同学发脾气，性格逐渐变得内向。8 个月前，患者开始反复出现发作性厌食，家属久劝下尚能勉强进食；患者诉脑子里有声音在控制自己，告诉自己吃了饭会很烦躁，因此不让自己吃饭。这样的情况通常持续时间 1 周左右；间隔 20 天左右会再次出现。1 个月前，患者出现贪食症状，每次吃东西都要吃到吐才能停止。此后，厌食和贪食症状交替出现，每 3 天转换 1 次。患者前往某院就诊，诊断为“双相情感障碍”，给予“三联治疗”模式治疗，即利必通（75～150mg/d）、百优解（20～40mg/d）、再普乐（2.5mg/d）。治疗 1 个月后，患者情绪、睡眠好，未再出现厌食、贪食症状，发脾气较前减少，症状明显好转。

实验室检查：初诊时内分泌结果为 TSH：4.38mU/L↑；T_3：1.27nmol/L↓；T_4：56.77nmol/L↓；FT_3：2.4pmol/L↓；FT_4：9.12pmol/L↓；

ACTH：50.95ng/L；PTC：444.5nmol/L。甲状腺彩超提示：桥本甲状腺炎。

治疗者体会：与一般进食障碍患者相比，该患者表现出的进食问题有以下特点：①对于神经性厌食患者来说，有一个强加于自己的对于期望体重的界限，对自身体重存在一个明显的认知偏差，且这种偏差是牢固的。而本案例患者对自身体重并无上述认知偏差。②本案例患者有厌食、暴食交替行为，但暴食后并未采取极端手段控制体重，此时应与“呕吐型”厌食患者相区分。结合患者年龄及所处环境综合分析其原因，可以理解为“厌食”症状是因为患者内心感到沉闷，没有心情与精神去吃饭。加之患者感内心烦躁，有阵发性心慌且激越症状明显，“贪食”则是为了缓解自己内心的焦虑感。③患者患病期间情绪不稳明显，其贪食、厌食有规律地交替进行，可视为节律性改变，这点与典型双相障碍躁狂、抑郁相的交替有相似之处。④患者 HPT 轴异常，激越症状明显。因此，患者上述症状应解读为双相情感障碍的非典型症状，按双相情感障碍的“三联治疗”模式效果较好。故当面对厌食、暴食相交替的进食障碍患者，尤其是具备上述特点时，应注意是否考虑为双相情感障碍的不典型症状，及早使用“三联治疗”模式治疗。具体药物的选择方面，可利用奥氮平提高食欲、增加体重的副作用，有效地改善患者食欲及过度消瘦的不良状况，是治疗艺术的体现。

八、精神病性症状案例

患者詹某，男性，45 岁。因“凭空闻声、感被针对 27 年”就诊。患者诉 27 年前无故出现被针对感，觉得同学吐痰都是针对自己；总是能听见有陌生人对自己说话，大多时候是批评自己，甚至听见有人说要给自己送花圈，并与之争执互骂。患者脾气增大，在家砸东西、打母亲，且事后无悔意。患者情绪焦虑紧张，食欲差，睡眠差，学习渐差，不能坚持。症状出现数月后，患者被家长带往当地精神病医院诊治，诊断为“精神分裂症”，给予氟哌啶醇等抗精神病药物治疗。

患者服药几天后自行停药，数月之后症状自行缓解至发病前状态。27年来上述症状反复发作，平均 2～3 年发作 1 次，每次症状类似，幻听及动辄与人冲突（与幻听无关）2 种症状突出。患者多次就诊于某医院，并被诊断为“精神分裂症”；期间服用过奋乃静、舒必利、利培酮、氯氮平等多种抗精神病药物。患者均不能坚持服药，症状持续数月自行缓解。17 年前，患者再次发病入某医院诊治，给予多次电休克治疗后，患者症状完全缓解。患者出院后完成夜大学习，并找到工作，坚持能胜任。但患者症状仍数月便反复发作 1 次。除此之外，工作人际关系保持较好，生活自理。因患者病程呈发作性，每次发作精神病性症状单一，伴有情绪障碍及激惹症状，主治医师考虑是否存在双相情感障碍非典型症状可能，遂逐渐调整治疗方案为“三联治疗”模式，即德巴金（1500mg/d）、百优解（30mg/d）、奥氮平（10mg/d）。治疗 1 个月后，患者幻听、多疑症状消失。但患者突然描述自己情绪低、整日较沉闷，没有想发火的欲望，目前正继续治疗。

实验室检查：TSH：4.850mU/L↑；T_3：1.46mU/L；T_4：104.30mU/L；FT_3：5.14mU/L；FT_4：21.47mU/L；ACTH：57.36ng/L。接受“三联治疗”模式治疗后 3 个月复查内分泌，上述指标全部在正常范围内。

治疗者体会：本案例中，患者虽以幻听、妄想等精神病性症状为主，伴对怀疑对象的情绪不稳定、恐惧和攻击。但其根本特点：①病程为发作性；②社会功能保持相对完整；③单一使用抗精神病药物似乎有效，但不能阻断其复发的过程；④“三联治疗”后表现出较为典型的抑郁；⑤内分泌检查提示 HPT 轴功能不稳定。发作性特征是最值得关注的临床特征。故如果精神病性综合征以节律性的形式出现并伴随类似以上特征时，双相情感障碍的诊断应予考虑。该案例在继续观察中。

九、激惹症状案例

患者陈某，女性，18 岁。因“行为冲动、易激惹 6 个月”就诊。6 个月前，患者升入高三后感学习压力大，逐渐出现夜间难以入睡，白天感烦躁易怒、爱发脾气，经常为一点小事就与同学发生争执。患者在家里也容易与家人发生争吵，出现控制不住摔东西、发脾气；走在路上别人不小心撞了她一下也会感到非常烦躁生气，对方若不道歉便不依不饶，经常需要家人朋友竭力劝阻方可忍耐。对于上述冲动行为，患者自诉事后也会感到后悔自责，但当时确实控制不住地想要发火，平静下来后自己也觉得最近脾气变得暴躁，做事显得莽撞不经思考。遂在家人陪同下，患者到精神专科门诊就诊，给予帕罗西汀（20～40mg/d）、氯硝西泮（3mg/d）、奥氮平（2.5mg/d）等药物治疗。4 周后，患者发脾气的情况基本没有改善。重新分析患者症状，主治医师修改治疗方案为“三联治疗”模式，即拉莫三嗪（75～200mg/d）、舍曲林（50mg/d）、奥氮平（2.5mg/d）。调整治疗 6 周后，患者自诉基本不会出现冲动行为，情绪也很平稳，睡眠好；虽然仍觉得高三学习压力较大，但目前在学习上能静下心来，对现在状态很满意。

实验室检查：TSH：4.31mU/L↑；T_3：2.37nmol/L；T_4：156.4nmol/L；FT_3：6.03pmol/L；FT_4：15.31pmol/L；ACTH：27.66ng/L；PTC：517nmol/L。彩超：结节性甲状腺肿。

治疗者体会：激惹症状应解读为躁狂的基本症状之一，理由有二：其一，激惹症状能够反映躁狂综合征的认知特征（自我评价的改变）；其二，激惹症状体现了情绪节律的不稳定。再加上该患者症状具有 HPT 轴功能不稳定以及抗焦虑治疗无效等情况；采用“三联治疗”模式治疗成为必然，最终治疗效果也证实了这样的分析。对精神科临床症状的解读是引导正确诊疗的重要环节。

十、节律症状案例

患者王某，男性，53 岁。因“阵发性心慌伴眠差 3 年，睡眠增多 2 年”就诊。3 年前，患者无明显诱因出现心率快，白天感阵发性心慌、胸闷、出汗；夜晚眠差，主要为入睡困难、眠浅、多梦、易醒，醒后难以再入睡。患者曾服用地西泮及帕罗西汀（具体不详）治疗，效果欠佳。2 年前，患者突然出现睡眠过多，每天睡到下午 2～

3 点方能起床，起床后仍感困倦；白天一般感困倦、乏力，每天只有 7～8 小时觉得精神较好；有时开车都能睡着。患者遂自行购买百优解、帕罗西汀等药物服用，症状未明显缓解。2015 年 7 月，患者在朋友建议下到某精神专科门诊就诊，结合患者"焦虑症"病史，予常规抗焦虑方案治疗。治疗 6 周后，患者症状有所改善，但不满意；以前要睡到下午 2～3 点才能出门，现在中午 12 点就能出门。考虑到患者的病程为呈现最初的激越和此后抑制的节律变化，主治医师改用"三联治疗"模式，即拉莫三嗪（75～300mg/d）、帕罗西汀（20～40mg/d）、思瑞康（25mg/d）。治疗 4 周后，患者表示症状改善明显，睡眠恢复正常，每天能睡 7～8 小时，白天精神好，未再有嗜睡、眠浅、多梦等症状；情绪佳，可以正常生活作息，对治疗效果感到很满意。

实验室结果：TSH：3.64mU/L；T_3：1.18nmol/L↓；T_4：92.88nmol/L；FT_3：4.99pmol/L；FT_4：18.46pmol/L；ACTH：50.16ng/L；PTC-8：582.6nmol/L。

治疗者体会：病史的归纳总结及症状的解读对精神科临床都十分重要。该患者的症状特征为激越与抑制症状为主，病程特征为 2 种状态的变换出现，加之该患者具有 HPT 轴功能不稳定，且抗焦虑治疗效果不好等特征，故被视为非典型双相情感障碍症状，并给予相应的处理，收到良好效果。对该案例值得注意和借鉴的地方在于：①广泛性焦虑症状伴随的认知特征如果是"灾难性思维"，则按焦虑治疗更为妥当；如果伴激越表现，应注意双相情感障碍非典型症状的存在；②整个病程呈现节律变化，注意双相情感障碍的可能性；③注意 HPT 轴功能异常对双相情感障碍诊疗方向的提示作用。

十一、迟钝症状案例

患者黄某，女性，53 岁。因"情绪平淡、兴趣下降、反应变慢 3 个月"就诊。患者 3 个月前无明显诱因出现不愿做事，不愿与人交流，喜欢整天在家里坐着发呆。家属诉患者平素喜欢与邻居一起跳"广场舞"，现在对此事也丝毫没有兴趣，问其原因，回答"不想去"；平时家属与其交流，发现患者反应变慢，经常问一句话要思考很久，回答也显得生硬没有情感。患者情绪显得平淡没有起伏，自诉感觉不到情绪变化，好像周围的事情都与自己无关；行动也变得迟缓，几乎不会主动做事情。家属问其喜欢吃什么菜，患者都觉得"无所谓"，食欲缺乏。患者对上述情况毫无觉察，回答问题反应迟钝、走路慢，对以前在意的事情现在都变得无所谓。患者前往某医院就诊，门诊给予"三联治疗"模式治疗，即利必通（75～300mg/d）、文拉法辛（150～225mg/d）、奥氮平（2.5mg/d）。6 周后，患者复诊时能主动与医生交流症状变化，问答反应时间较前明显缩短，诉心情较好，对治疗效果满意。

实验室检查：TSH：3.22mU/L；T_3：1.49nmol/L；T_4：92nmol/L；FT_3：2.71pmol/L↓；FT_4：28.46pmol/L↑；ACTH：51.13ng/L；PTC-8：808.4nmol/L↑。头颅 MRI：未见明显异常。

治疗者体会：分析患者症状有以下特点：①患者情绪低落不明显，未表现出明显的抑郁情绪，但是表现出对事物兴趣下降，且存在抑郁的认知障碍，即"不能赋予生活的意义"；整个精神活动抑制明显，不能取悦自己，对周围的事情都表现出"无所谓"的态度，临床诊断应考虑病理性抑郁综合征；②患者 HPT 轴指标存在异常；③采用治疗双相情感障碍的"三联治疗"模式治疗效果显著。上述特征提示：以迟钝症状为主要表现的抑郁综合征应提示其存在双相情感障碍的可能，应采用治疗双相情感障碍的方案治疗；而 HPT 轴指标异常仍是考虑诊断方向的重要提示。

（张 旭 杜 娜 周亚玲 郭 菁 廖宗炳 孙学礼）

第三章　“共识”的结论

就上述在实际发生的临床诊疗实践条件下多中心现场测试进行的工作归纳如下：

1. 由于本测试治疗结果发现，根据ICD-10及DSM-Ⅴ所诊断的双相Ⅰ型和双相Ⅱ型患者在治疗模式及具体药物的选择方面没有实质性的差异，而临床诊断及分类的目的是为了认识一类疾病的实质以及为“精准”治疗提供证据，因此本研究测试结果质疑目前双相情感障碍的分型是否合理。关于这个问题是将来继续研究和探索的重要议题。

2. 任何在医学上所描述的“疾病”均应包括前驱期、疾病发作期、并发症期及终末期。正是根据这一思路，本共识提出了双相情感障碍前驱期症状（即非典型症状）存在并希望通过现场测试进行证实的思路。这里所表述的前驱症状有两个含义，其一是双相情感障碍的早期症状，其结局是最终可能发展成为典型的双相情感障碍；其二是很长时间可以保持在现有状态，而不迅速发展成为典型的双相情感障碍，但症状已经影响到当事人的社会功能或给当事人带来痛苦，需要医学干预，而干预的方向仍应按双相情感障碍治疗方式的情况。现场测试中发现，通过症状解读、内分泌指标的变化趋势、治疗结局等方面证据，形成了支持双相情感障碍非典型症状存在的证据链，因此本共识所提出的存在双相情感障碍非典型症状的思路是合理的，这对临床诊疗工作有现实意义。随着现场测试进行中案例的进一步增加，可能还会揭示出更多的与双相情感障碍紧密关联的“非典型症状”。此外，对“非典型症状”的揭示提示了对双相情感障碍概念内涵的进一步思考。

3. 结合欧洲学者近5年来所提出的生物节律障碍是一类慢性非感染性疾病的共同特征的理念来理解，双相情感障碍理应解读为情感节律障碍，乃至理解为认知节律的障碍。那么，双相情感障碍与内分泌节律障碍、睡眠节律障碍、血压节律障碍、糖代谢节律障碍相关疾病的内在关系以及其共性就值得去探索，同时对双相情感障碍实质的认识研究以及诊疗实践的探索似更应从这个角度进行。

4. 现场测试结果提示，神经内分泌指标，特别是 HPT 轴指标异常与双相情感障碍关系密切。尽管两者关系的实质仍不明确，但两者的并行变化提示神经内分泌指标，特别是 HPT 轴指标在提示双相情感障碍诊断、进程、疗效方面的意义。该问题值得进一步关注、研究和实践，并值得进一步积累经验。

5. 测试证明，具有作用于 HPT 轴的抗抑郁剂+心境稳定剂+非典型抗精神病药物的“三联治疗”模式较目前临床工作中各临床医师采用的任意组合的非三联治疗方案更为有效，因此值得作为“优化治疗模式”提倡。至于以往国内外研究文献上提及的对双相情感障碍治疗中采用抗抑郁剂所产生的不良后果，本测试未发现，但值得继续关注和评估。此外，运用“三联治疗”模式对双相情感障碍的具体治疗时间中具体药物的进一步优化组合问题需要在今后的更大样本研究中继续明确。

6. 由于多中心研究中随访时间相对短，上述结论仅代表 2014～2015 年的研究结果，上述问题还需在更长时间和更大样本的观察中得到进一步论证。此外，在附录中所列出的识别非典型症状的问卷以及自杀危险度评估问卷，虽有一定的案例作为支撑，并已经在本测试中使用，但尚未得到充分论证，因此在此仅供临床工作参考，并希望得到更多的反馈信息。

7. 关于双相情感障碍需做的工作还很多，包括进一步对非典型症状的认识、对生物学标记的共识、对“并发症”的共识、对危及生命情况的识别与防范共识等，对这些方面的工作均有必要继续进行。

（孙学礼 张 旭）

附录一　双相情感障碍非典型症状识别问卷及指导手册

双相情感障碍作为一个完整的疾病，其前驱期症状，即非典型症状的识别具有重要的现实意义。为期 2 年的现场测试已证实了双相情感障碍非典型症状的存在。为了能更好地识别双相情感障碍非典型症状，研究组以现场测试为基础，于 2015 年逐步开始《双相情感障碍非典型症状识别量表》的编制，2015 年 6 月正式启动编制。

各类非典型症状较之典型症状的存在可识别的特点，因此笔者希望能通过现有测量工具获得非典型症状的突出特点，从而便于更好地识别非典型症状。为了达到上述目标，采用相应的测量工具：采用《杨氏躁狂评定量表》以描述患者躁狂症状、采用《蒙哥马利抑郁评定量表》以描述患者抑郁症状、采用《汉密尔顿焦虑评定量表》以描述患者焦虑症状、采用《简明精神病量表》以描述患者精神病性症状、采用《耶鲁布朗强迫量表》以描述患者强迫症状。

（一）开放式量表调查

通过开放式调查，收集了双相情感障碍非典型症状的理解和看法，以及现行临床上所采用的涉及非典型症状的相关量表，并以这些资料作为进一步编制初步测量表的依据和条目选择的基础，对初步的识别问卷进行构建。

（二）调查对象的基本情况

调查对象的基本情况包括：①无年龄限制的男性和女性；②符合《疾病和有关健康问题的国际统计分类（ICD-10）》中双相情感障碍的诊断标准；③经病理心理、症状、治疗情况综合分析所形成的证据链，符合双相情感障碍非典型症状特征。而以下情况之一则被视为不符合本调查的情况：①急性感染、急性创伤、围术期、慢性病急性发作期患者；②病情危重或临终不能参加本调查的患者；③妊娠或哺乳期女性；④不能理解问卷条目或不愿参与现场测试的患者。

根据以上基本条件，所确定的被试人群均来自 2014 年 5 月～2015 年 5 月就诊于四川大学华西医院门诊和住院患者。385 名受试者完成数据收集，分析并抽取高频度条目 21 条，形成“双相情感障碍非典型症状识别问卷”的初版。所有条目采用随机方式排列，采用 5 级记分，分别为“0、1、2、3、4”分。接下来请临床医生及高年资临床研究生对问卷条目进行阅读，评估其可读性、科学性及适当性。此后，删除重叠条目 2 个，增加涉及非典型症状节律性和生物学指标条目 2 个（此 2 个条目为 2 级记分，分别为“0、1”分）。最终，形成“双相情感障碍非典型症状识别问卷”初版。目前该识别问卷已进入编制的第二阶段。现将双相情感障碍非典型症状调查问卷（初版）及指导手册作为附录一提供给广大临床工作者和读者，仅供参考（附表 1、附表 2）。

附表 1　双相情感障碍非典型症状识别问卷（初版）

项目		评分				
		0（无）	1（轻）	2(中)	3（重）	4（极重）
1	观察到的抑郁					
2	躯体性焦虑：感觉系统					
3	失眠					
4	悲观思想					
5	胃肠道症状					
6	自杀观念					
7	感受不能					
8	内心紧张					
9	抑郁叙述					
10	焦虑心境					
11	自主神经系统症状					
12	焦虑					

续表

	项目	评分		
13	动力不足			
14	注意集中减退			
15	紧张			
16	害怕			
17	会谈时的行为表现			
18	食欲减退			
19	紧张			
20	垂体-下丘脑-甲状腺轴指标是否异常？	—	—	—
21	症状节律性	—	—	—
		总分：__________		

附表 2　双相情感障碍非典型症状识别问卷指导手册

1	观察到的抑郁	观察被试者心境不佳、悲伤、沮丧或情绪低落的程度：0=无；1=看起来是悲伤的，但能使之高兴一些；2=突出的悲伤忧郁，但其情绪仍可受外界环境影响；3=一天大部分时间抑郁，其情绪基本不受外界影响；4=整天抑郁，极度严重
2	躯体性焦虑：感觉系统	观察被试者肌肉酸痛、活动不灵活、肌肉经常抽动、肢体抽动、牙齿打颤、声音发抖等症状的频率及严重程度，分别评定为 0（无）、1（轻）、2（中）、3（重）、4（极重）
3	失眠	观察被试者难以入睡、易醒、睡得不深、多梦、梦魇、夜惊、睡醒后感到疲倦等症状的频率及严重程度，分别评定：0=睡眠如常；1=上述睡眠症状为轻度；2=睡眠减少或睡眠中断 2 小时以上、3=每天睡眠总时间不超过 2～3 小时；4=几乎不能入睡
4	悲观思想	0=无；1=时有时无的失败，自责和自卑感；2=持久的自责或肯定的但尚近情理的自罪，对前途悲观；3=持久的自责或肯定的不近情理的自罪，对前途悲观；4=自我毁灭、自我悔恨或感罪恶深重的妄想，荒谬绝伦、难以动摇的自我遣责
5	胃肠道症状	观察被试者吞咽困难、嗳气、食欲不佳、消化不良（进食后腹痛、胃部烧灼痛、腹胀、恶心、胃部饱胀感）、肠鸣、腹泻、体重减轻、便秘等症状的频率及严重程度，分别评定为 0（无）、1（轻）、2（中）、3（重）、4（极重）

续表

6	自杀观念	0=无；1=对生活厌倦，偶有瞬间即逝的自杀念头；2=感到不如死了的好，常有自杀念头，认为自杀是一种可能的自我解决方法，但尚无切实的自杀计划；3=已拟适合时机的自杀计划，并积极准备；4=1次或多次自杀未遂
7	感受不能	0=对周围的人和物的兴趣正常；1=对日常趣事的享受减退；2=对周围不感兴趣，对朋友和熟人还算有感情；3=对周围不感兴趣，对朋友和熟人缺乏感情；4=呈情感麻木状态，不能体验愤怒、悲痛和愉快，对亲友全无感情
8	内心紧张	0=平静；1=平静，偶有瞬间的紧张；2=偶有紧张不安及难以言明的不舒服感；3=持久的内心紧张，或间歇呈现的恐惧状态，要花费相当努力方能克制；4=持续的恐惧和苦恼，极度惊恐
9	抑郁叙述	被试者自述0=无；1=在日常心境中偶有抑郁；2=抑郁或情绪低沉，但可使之愉快些；3=沉湎于抑郁沮丧心境，但环境仍可对心境有些影响；4=持久不断的深度抑郁沮丧
10	焦虑心境	观察被试者担心、担忧，感到有最坏的事情将要发生，容易被激惹等症状的频率及严重程度，分别评定为0（无）、1（轻）、2（中）、3（重）、4（极重）
11	自主神经系统症状	观察被试者口干、潮红、苍白、易出汗、易起“鸡皮疙瘩”、紧张性头痛、毛发竖起等症状的频率及严重程度，分别评定为0（无）、1（轻）、2（中）、3（重）、4（极重）
12	焦虑	被试者体验的精神性焦虑即对当前未来情况的担心，恐惧或过分关注等症状的频率及严重程度，分别评定为0（无）、1（轻）、2（中）、3（重）、4（极重）
13	动力不足	0=活动发动并无困难，动作不慢；1=有始动困难；2=对复杂活动难以发动，需要花很大努力；3=即使简单的日常活动也难以发动，需花很大努力；4=完全呈懒散状态，无人帮助什么也干不了
14	注意集中减退	0=无；1=偶有思想集中困难；2=思想难以集中，以致轻度干扰阅读或交谈；3=思想难以集中，以致严重干扰阅读或交谈；4=完全不能集中思想，无法阅读
15	紧张	观察被试者焦虑性运动（坐立不安、心神不定、搓手顿足、踱来走去、小动作增多、注意力无法集中、甚至于自己也不知道为什么如此惶恐不安）表现的频率及严重程度，分别评定为0（无）、1（轻）、2（中）、3（重）、4（极重）
16	害怕	观察被试者害怕黑暗、陌生人、一人独处、动物、乘车或旅行及人多的场合等症状的频率及严重程度，分别评定为0（无）、1（轻）、2（中）、3（重）、4（极重）

续表

17	会谈时的行为表现	观察被试者： （1）一般表现：紧张、不能松弛、忐忑不安、咬手指、紧握拳、摸弄手帕、面肌抽动、不停顿足、手发抖、皱眉、表情僵硬、肌张力高、叹息样呼吸、面色苍白 （2）生理表现：吞咽、频繁打呃、安静时心率快、呼吸加快（20 次/分以上）、腱反射亢进、震颤、瞳孔放大、眼睑跳动、易出汗、眼球突出等症状的频率及严重程度，分别评定为 0（无）、1（轻）、2（中）、3（重）、4（极重）
18	食欲减退	0=食欲正常或增进；1=轻度食欲减退；2=中度食欲减退，尚有愿意吃的食物；3=没有食欲，食而无味；4=不愿进食，需他人帮助
19	紧张	观察到被试者紧张感、易疲劳、不能放松，情绪反应，易哭、颤抖、感到不安等症状的频率及严重程度，分别评定为 0（无）、1（轻）、2（中）、3（重）、4（极重）
20	垂体-下丘脑-甲状腺轴指标是否异常	根据垂体-下丘脑-甲状腺轴指标（TSH、T_3、T_4、fT_3、fT_4）是否异常进行评定，0=无指标异常，1=任一指标异常
21	症状节律性	评估被试者症状的节律性，0=无节律性、1=有节律性

拟计分方法：各条目得分之和为总分，总分越高，为非典型症状的可能性越高，总分划界分暂为 21 分。

测试方式：为他评，采用半结构化访谈与观察结合的方式，需要时还需向家属或有关知情人员询问完成评定。

（曾凡敏　张　旭）

附录二　自杀风险的评估工具

自杀是一个严重的公共卫生问题，在双相情感障碍中自杀的风险同样较高。研究者通过文献研究法、理论分析法、内容分析法形成自杀危险评估的条目池；通过 2 轮德尔菲法咨询，筛选、修改并完善评估表的条目构成、评分方法及操作指南，形成自杀危险评估表测试版。采用专家的代表性、专家积极系数、专家权威系数、kendall 协调系数等对咨询的可靠性进行评价；采用各条目的重要性程度均数、变异系数、综合指数等对条目咨询的结果进行评价。将自杀危险评估表测试版进行临床实测，使用编制的自杀危险评估表、流调用抑郁自评量表与 Beck 绝望感量表对住院精神科患者、肿瘤科患者及肾内科透析患者进行半结构化访谈调查。该评估表具有较好的信度和效度（附表 3、附表 4）。

附表 3　自杀危险评估表

	项目	评分
1	急性应激/近期负性生活事件	2=有且影响很大；1=有且影响中度；0=无或影响很小
2	慢性心理应激	2=有且影响很大；1=有且影响中度；0=无或影响很小
3	精神疾病史	1=有；0=无
4	自杀未遂史	4=近半年内有自杀未遂或曾有多次自杀未遂；2=有过 1 次自杀未遂（半年以前）；0=无
5	自伤史	2=不止一次或程度严重的一次；1=程度较轻的一次；0=无
6	自杀态度	1=积极态度；0=消极态度或矛盾中立态度
7	早期创伤经历	1=有；0=无
8	压抑、孤僻、回避型的人格或冲动、易激惹、攻击性的人格	1=是；0=否
9	认知僵化或消极的认知	1=是；0=否

续表

	项目	评分
10	消极/无效的应对方式	1=是；0=否
11	抑郁心境	2=重度；1=轻-中度；0=无症状
12	绝望感	4=重度；2=轻-中度；0=无症状
13	无助感/孤独感	2=重度；1=轻-中度；0=无症状
24	自我负担感/自责自罪	2=重度；1=轻-中度；0=无症状
15	无价值感/低自尊	2=重度；1=轻-中度；0=无症状
16	社交退缩或隔离	1=是；0=否
17	自杀意念	4=高频率的或者高强度的自杀意愿；2=间歇性的且轻度的自杀意愿；0=无
18	自杀计划/准备	4=有详细、具体的计划或已着手准备；2=有想过，但没制订出具体细节；0=无
		危险度总分：__________
19	有力的社会支持	2=有，比较多或非常多；1=有，一般；0=无或很少
20	未尽的事宜或职责	1=是；0=否
21	强烈的生命责任感	1=是；0=否
22	积极的生活态度及应对方式	1=是；0=否
		保护因子总分：__________

附表 4　自杀危险评估表指导手册

1	急性应激/近期负性生活事件	指过去1个月以来经历的对被试者心理造成负面影响的事件 包括：工作或学业问题，如失业、工作压力大、就业或升学失败等；家庭、婚恋有关问题，如离婚、失恋、夫妻不和、家庭成员重病或死亡等；社交有关问题，如激烈的人际关系冲突、介入法律纠纷等；个人健康问题、重大经济问题、遭遇意外事故、自然灾害等；其他任何被试者认为对其有影响的负性应激事件 “影响”程度根据被试者自身的实际感受程度界定，表现为对其精神、心理上的影响，体验为紧张、压力、苦恼或痛苦等
2	慢性心理应激	指长期持续（>1个月）存在的工作、生活中的烦恼或压力，目前仍有影响 包括：工作或学业问题，家庭、婚恋有关问题，社交有关问题，个人健康问题，经济问题等；以及其他任何被试者认为对其长期有影响的负性应激事件 “影响”程度根据被试者自身的实际感受程度界定，表现为对其精神、心理上的影响，体验为紧张、压力、苦恼或痛苦等

续表

3	精神疾病史	指以下任意一种精神疾病的诊断：心境障碍（包括抑郁障碍、双相情感障碍及恶劣心境障碍）；精神分裂症；焦虑障碍（包括广泛性焦虑障碍和惊恐障碍等）及应激相关障碍
4	自杀未遂史	指采取了想结束自己生命的行动，但由于各种原因（如被发现、及时抢救），该行动没有直接导致死亡的结局；自杀未遂者通常存在躯体损伤，但躯体损害不是自杀未遂的必备条件
5	自伤史	指在没有明确自杀意图的情况下，个体故意、重复地伤害自己的身体组织，这种行为不为社会所认可，且不具致死性或致死性较低 “程度较轻”如故意打自己、拽头发、撞头或用拳头击打其他物体、掐自己或抓伤自己等不具致死性的伤害 “程度严重”如割伤或刺伤自己、过量服用药物、吞食异物（无法消化的物品）等可能具有致死性的伤害
6	自杀态度	指个体对自杀行为和自杀者等所持有的一种持久性与一致性的态度倾向 包括消极的自杀态度如反对、否定、排斥或歧视；积极的自杀态度如肯定、认同、理解或宽容；以及矛盾中立态度
7	早期创伤经历	指成长早期（12 岁及以前）曾遭受的引起被试者痛苦感觉和记忆的事件、经历，此处主要包括如成长早期重要他人的丧失（失去父亲或母亲），与重要他人的分离，早期亲密关系的缺失，躯体虐待（如殴打）、情感虐待（如辱骂）或性虐待（如猥亵和强奸），被忽视，家庭暴力，过分的羞辱、指责、责骂，童年生活混乱（如父母吸毒）等
8	压抑、孤僻、回避型的人格或冲动、易激惹、攻击性的人格	指明显突出的过于内向，表现为性情过于孤独怪异，过于压抑等；或明显突出的情绪、情感缺乏控制，表现为具有攻击性、冲动、暴力倾向等
9	认知僵化或消极的认知	即明显突出的表现为看待问题思维狭窄、以偏概全、极端思维（非此即彼、非好即坏）等，日常生活中倾向于对消极面过分关注，从阴暗面看待问题
10	消极/无效的应对方式	指被试者表现为经常采用自责、退避、压抑等消极应对方式，而不能选择积极有效、成熟的方式（如寻求社会支持、积极面对等）来对付应激事件
11	抑郁心境	指表现为情绪低落、兴趣丧失、对以往爱好缺乏快感、忧郁、失眠早醒、昼重夜轻等 （1）无症状； （2）轻-中度：偶尔或有时有过相关情绪状态或在谈话中表达、流露； （3）重度：自发言语和非语言表达（表情、动作），经常或几乎完全表达为这种情绪

续表

12	绝望感	表现为对未来的期望或动机丧失，觉得未来没有希望，情况不可能变好，对将来失去信心 （1）无症状； （2）轻-中度：偶尔或有时怀疑“情况是否会好转”，感到“没有希望”，但解释后能接受； （3）重度：持续感到“没有希望”，对未来感到灰心、悲观和绝望，解释后不能排除
13	无助感/孤独感	表现为认为或感觉自己处于孤立、无助的状态，缺乏归属感及可依赖的关系等 （1）无症状； （2）轻-中度：交流时偶尔表达“周围没有可以帮助自己的人了”或诉说感到自己缺乏来自朋友和家庭的关心、关怀、关注，感到孤独； （3）重度：诉说自己孤立无援，感到自身和外界完全隔绝或受到外界排斥
14	自我负担感/自责自罪	表现为对过去或现在的行为、状态等产生自责，认为自己有罪过等 （1）无症状； （2）轻-中度：偶尔或有时表达觉得自己是别人的负担，责备自己，感到自己连累他人；或认为自己有错，目前的情况是对自己错误的惩罚； （3）重度：广泛持久的有罪感或内心对自己感到羞耻、悲哀，感觉讨厌或怨恨自己
15	无价值感/低自尊	表现为自卑，觉得自己没用、无价值，自我否定等 （1）无症状； （2）轻-中度：交流时偶尔表达有自卑感，觉得自己没用；可能诉述如：“我低人一等”或“一无是处”等； （3）重度：自卑感达妄想的程度，经常出现如“我是废物”、“我毫无价值”等表达或类似情况
16	社交退缩或隔离	指被试者主观上尽量回避与人接触；此处评估时具体指过去1个月内被试者的社交活动与以往相比明显减少
17	自杀意念	“自杀意念”是指有了结束自己生命的想法，但没有形成自杀的计划，没有行动准备，更没有实际的伤害自己的行动 “轻度的自杀意念”仅表现为感到活着没有意思，觉得活着不如死了好 “高强度的自杀意念”直接指向自我毁灭，明确想采取行动结束自己的生命 “高频率的自杀意念”指过去1周经常或几乎是持续的有自杀想法 “间歇性的自杀意念”指过去1周偶尔或有时有自杀想法

续表

18	自杀计划/准备	"自杀计划"指有了明确的伤害自己的计划，但没有进行任何实际的准备，更没有采取任何实际的行动 "自杀准备"指做了自杀行动的准备，但没有采取导致伤害生命的行动，这一类包括实际准备了用于自我伤害的工具、方法，如购买了用于自杀的毒物、药物或者枪支弹药，或者到自杀现场作实际的考察及分配财产，安排身后事，写遗书等
19	有力的社会支持	指社会支持系统（朋友、家庭、相关社会机构等）充足、有力，可获得所需的帮助和支持
20	未尽的事宜或职责	指家里有需要照顾的孩子、有需要赡养的父母或其他牵挂的人或想要做的事等
21	强烈的生命责任感	指被试者表现出的对自己的生命、他人的生命，以及自然界和人类社会中所有具有生命的生物的热情、尊重、珍惜的态度倾向
22	积极的生活态度及应对方式	指日常生活中一般能够乐观、积极地面对生活及所遇的困境，能够成熟、有效地面对和处理问题

拟适用场合：精神科入院的所有患者，曾有自杀自伤行为者，有表达自杀想法或情绪明显异常（抑郁、绝望）者，严重躯体疾病者等需要进一步全面评估并识别自杀危险的患者。

拟计分方法：危险度总分与保护因子分分开计分。危险度总分越高，危险程度越高，危险度总分高危划界分为 11 分；保护因子分越高，危险程度降低。

拟测试方法：采用半结构化访谈与观察结合的方式，需要时还需向家属或有关知情人员询问完成评定。

（李小麟）

附录三　四川大学华西医院实验医学科内分泌指标正常值范围

内分泌轴	项目	单位	参考值
HPA	PTC-8	nmol/L	147.3～609.3
	ACTH	ng/L	5.0～78
HPT	TSH	mU/L	0.27～4.2
	T_3	nmol/L	1.3～3.1
	FT_3	pmol/L	3.6～7.5
	T_4	nmol/L	62～164
	FT_4	pmol/L	12.0～22.0
HPG	LH	mIU/ml	卵泡期：2.4～12.6 排卵期：14.0～95.6 黄体期：1.0～11.4 绝经期：7.7～58.8
	FSH	mIU/ml	卵泡期：3.5～12.5 排卵期：4.7～21.5 黄体期：1.7～7.7 绝经期：25.8～134.8
	PRL	ng/ml	6.0～29.9
	E2	pg/ml	卵泡期：12.5～165.5 排卵期：85.78～498 黄体期：43.82～211 绝经期：＜5～54.72 怀孕期：215～4300
	P	ng/ml	卵泡期：0.2～1.5 排卵期：0.8～3.0 黄体期：1.7～27 绝经期：0.1～0.8

附录四　缩略词对照表

缩写	英文	中文
5-HT	serotonin	5-羟色胺
ACTH	Adrenocorticotropic hormone	促肾上腺皮质激素
BPRS	Brief Psychiatric Rating Scale	简明精神病评定量表
CGI	Clinical Global Impression	临床疗效总评量表
CORT	cortisol	皮质醇
DA	dopamine	多巴胺
DSM-Ⅳ	Diagnostic And Statistical Manual Of Mental Disorders，Fourth Edition（DSM-4）	美国精神疾病诊断与统计手册，第 4 版
DSM-Ⅴ	Diagnostic And Statistical Manual Of Mental Disorders，Fifth Edition（DSM-5）	美国精神疾病诊断与统计手册，第 5 版
E2	estradiol	雌二醇
FDA	Food and Drug Administration	美国食品与药品监督管理局
FSH	follicle-stimulating hormone	促卵泡激素
fT_3	free triiodothyronine	游离三碘甲状腺原氨酸
fT_4	free thyroxine	血清游离甲状腺素
GABA	Gamma-amino-butyric acid	γ-氨基丁酸
HAMD	Hamilton Rating Scale for Depression	汉密尔顿抑郁量表
HPAs	hypothalamic-pituipary-adrenal axis	下丘脑-垂体-肾上腺轴
HPGs	hypothalamic-pituitary-gonad axis	下丘脑-垂体-性腺轴
HPTs	hypothalamic-pituitary-thyroid axis	下丘脑-垂体-甲状腺轴
ICD-10	The International Classification of Diseases，Ten Edition	国际疾病分类，第 10 版

续表

缩写	英文	中文
LH	luteinizing hormone	黄体生成素
MADRS	Montgomery-Asberg Depression Rating	蒙哥马利抑郁评定量表
NE	norepinephrine	去甲肾上腺素
P	progestone	黄体酮
PRL	prolactin	泌乳素
REM	rapid eye movement	快速眼动
SNRIs	dual serotonin and norepinephrine reuptake inhibitor antidepressants	5-羟色胺和去甲肾上腺素再摄取抑制剂
SSRIs	selective serotonin reuptake inhibitor antidepressants	选择性 5-羟色胺再摄取抑制剂
T_3	triiodothyronine	3′-三碘甲腺原氨酸
T_4	thyroxine	甲状腺素
TESS	Treatment Emergent Symptom Scale	治疗副反应量表
TRH	thyrotropin-releasing hormone	促甲状腺激素释放激素
TSH	thyroid stimulating hormone	促甲状腺激素
YMRS	Young Manic Rating Scale	杨氏躁狂评定量表

参考文献/Reference

高东，韩明飞，郑重，等. 2010. 慢性强迫游泳抑郁模型大鼠类 P300 电位的变化.第三军医大学学报，32（5）：414-417.

江开达. 2011. 精神药理学. 北京：人民卫生出版社.

闵文娇，孙学礼. 2007. 抑郁症致病相关基因的遗传学研究.华西医学，22（4）：904-905.

世界卫生组织. 1994. 精神与行为障碍分类（ICD-10）. 第 10 版. 范肖东，汪向东，于欣，等译. 北京：人民卫生出版社.

孙学礼. 2013. 精神病学. 北京：高等教育出版社.

孙学礼. 1999. 多导睡眠图在精神医学中的应用.临床精神医学杂志，9（1）：45-47.

孙学礼，刘协和，张国柱，等. 1994. 抑郁症、神经衰弱和正常人的睡眠障碍研究.中华神经精神科杂志，27（2）：101-104.

孙学礼，刘协和，张远惠，等. 1998. 抑郁症和精神分裂症的快眼动睡眠研究.中国神经精神疾病杂志，24（6）：35-352.

孙学礼，曾凡敏. 2015. 临床躯体症状的心身医学分类及诊疗共识. 北京：科学出版社.

汪向东，王希林，马弘. 1999. 心理卫生评定量表手册（增订版）.北京：中国心理卫生杂志社，253-256，263-267.

尹敏，李小麟. 2014. 住院患者自杀危险评估表的初步编制（论文）. 四川大学.

张明园. 1993. 精神科量表评定手册. 上海：上海科学技术出版社.

张明园. 1993. 精神科评定量表手册. 长沙：湖南科学技术出版社.

郑博，郑重，邹可，等. 2013. rTMS 联合抗抑郁剂治疗对重性抑郁障碍神经可塑性影响的研究. 四川大学学报（医学版），44（4）：596-601.

中华医学会精神科分会. 2001. 中国精神障碍分类与诊断标准. 第 3 版. 济南：山东科学技术出版社.

邹可，孙学礼，黄晓琦，等. 2007. 难治性抑郁症患者海马代谢的磁共振质子波谱研究.中华精神科杂志，40（2）：74-77.

邹可，孙学礼. 2009. 难治性抑郁症脑影像学研究进展.中国神经精神疾病杂志，35（4）：附 5-附 7.

Stahl SM. 2013. 精神药理学精要：处方指南. 于欣，司天梅译.北京：北京大学医学出版社.

American Psychiatric Association. 2000. Diagnostic and Statistical Manual of Mental Disorders：DSM-IV-TR.

American Psychiatric Association. 2012. Diagnostic And Statistical Manual Of Mental Disorders. 5th ed，Washinton，DC：American Psychiatric Publishing.

Bahk YC，Han E，Lee SH. 2014. Biological rhythm differences and suicidal ideation in patients with major depressive disorder. Journal of Affective Disorders，168：294-297.

Benca R，Duncanb MJ，Frank E，et al. 2009. Biological rhythms，higher brain function，and behavior：Gaps，opportunities，and challenges.Brain Research Reviews，62：57-70.

Birmaher B，Gill MK，Axelson DA，et al. 2014. Longitudinal trajectories and associated baseline predictors in youths with bipolar spectrum Disorders.Am J Psychiatry，171（9）：990-999.

Botbol M, Cabon P, Kermarrec S, et al. 2013. Biological and psychological rhythms: an integrative approach to rhythm disturbance in autistic disorder. J Physiol Pairs, 107（4）: 298-309.

Brambilla P, Perez J, Barale F, et al. 2003. GABAergic dysfunction in mood disorders. Molecular Psychiatry, 8（8）: 721-737.

Chakrabarti S. 2011. Thyroid functions and bipolar affective disorder.Journal of Thyroid Research, ID306367: 13.

Craddock N, Sklar P. 2013. Genetics of bipolar disorder. Lancet, 381: 1654-1662.

Diehl DJ, Gershon S. 1992. The role of dopamine in mood disorders. Comprehensive Psychiatry, 33（2）: 115-120.

Eduardieta. 2014. Antidepressants in Bipolar I Disorder: Never as Monotherapy. Am J Psychiatry, 171（10）: 1023-1026.

Faria AD, de Azevedo Cardoso T, Mondin TC, et al. 2015. Biological rhythms in bipolar and depressive disorders: A community study with drug-naïve young adults.Journal of Affective Disorders, 186: 145-148.

Gao D, Zheng Z, Han M, et al. 2009. Findings of P300-like and CNV-like potentials in rat model of depression following repeatedly forced swim stress. International Journal of Psychophysiology, 72（2）: 160-165.

Geddes JR, Miklowitz DJ. 2013. Treatment of bipolar disorder.Lancet, 381: 1672-1682.

Hadjipavlou G, Mok H, Yatham LN, et al. 2004. Pharmacotherapy of bipolar II disorder: a critical review of current evidence. Bipolar Disorders, 6: 14-25.

Huxley N, Baldessarini RJ. 2007. Disability and its treatment in bipolar disorder patients.Bipolar Disorders,9: 183-196.

Kraszewska A, Abramowicz M, Chłopocka-Woźniak M, et al. 2014. The effect of lithium on thyroid function in patients with bipolar disorder. Psychiatr Pol,（3）: 417-428.

Lazarus JH. 1998. The effects of lithium therapy on thy roid and thyrotropin-releasing hormone. Thyroid, 8（10）: 909-913.

Le Strat Y, Ramoz N, Gorwood P. 2008. Affective disorders and biological rhythms. Ann Pharm Fr, 66（3）: 169-174.

Livingstone C, Rampes H. 2006. Lithium: a review of its metabolic adverse effects. Journal of Psychophar macology, 20（3）: 347-355.

Malhi GS. 2013. Diagnosis of bipolar disorder: who is in a mixed state? Lancet, 381: 1599-1600.

McClung CA. 2011. Circadian rhythms and mood regulation: insights from pre-clinical models. European Neuropsychopharmacology, 21: S683–S693.

Min WJ, Liu CX, Yang YC, et al. 2012. Alterations in hypothalamic-pituitary-adrenal/thyroid（HPA/HPT）axes correlatedwith the clinical manifestations of depression.Progress in Neuro-Psychopharmacology & Biological Psychiatry, 39: 206-211.

Montgomery SA, Asberg M. 1979. A new depression scale designed to be sensitive to change. Br J Psychiatry, 134: 382-389.

Muneer A. 2015. Pharmacotherapy of bipolar disorder with quetiapine: a recent literature review and an update. Clinical Psychopharmacology and Neuroscience,13（1）：25-35.

Parikh SV，Hawke LD，Velyvis V，et al.2015. Combined treatment：impact of optimal psychotherapy and medication in bipolar disorder. Bipolar Disorders，17：86-96.

Peng DA，Shen T，Byrne L，et al. 2015. Atypical features and treatment choices in bipolar disorders：a result of the National Bipolar Mania Pathway Survey in China. Neurosci Bull，31（1）：22-30.

Phillips ML，Kupfer DJ. 2013. Bipolar disorder diagnosis：challenges and future directions. Lancet，381：1663-1671.

Phillips MR，Zhang JX，Shi QC，et al. 2009. Prevalence，treatment，and associated disability of mental disorders in four provinces in China during 2001–2005：an epidemiological survey. Lancet，373：2041-2053.

Roda A，Chendo I，Kunz M. 2015. Biomarkers and staging of bipolar disorder：a systematic review.Trends Psychiatry Psychother，37（1）：3-8.

Rot MAH，Mathew SJ，Charney DS. 2009. Neurobiological mechanisms in major depressive disorder. CMAJ，180（3）：305-313.

Scott J. 2011. Clinical parameters of circadian rhythms in affective disorders. European Neuropsychopharmacology，21：S671-S675.

Smith LA，Cornelius V，Warnock A，et al. 2007. Effectiveness of mood stabilizers and antipsychotics in the maintenance phase of bipolar disorder：a systematic review of randomized controlled trials.Bipolar Disorders，9：394-412.

Terao T，Oga T，Nozaki S，et al. 1995. Possible inhibitory effect of lithium on peripheral conversion of thyroxine to triiodothy ronine：a prospective study. International Clinical Psychophar macology，10（2）：103-105.

Young RC，Biggs JT，Ziegler VE，et al. 1978. A rating scale for mania：reliability，validity and sensitivity. Br J Psychiatry，133：429-435.

Zou K，Deng W，Li T，et al. 2010. Changes of brain morphometry in first-episode，drug-naive，non-late-life adult patients with major depression：an optimized voxel-based morpho- metry study. Biological Psychiatry，67（2）：186-188.

Zou K，Huang X，Li T，et al. 2008. Alterations of white matter integrity in adults with major depressive disorder：a magnetic resonance imaging study. Journal of Psychiatry & Neuroscience，33（6）：525-530.

Chapter 1 Issues Pertaining to Bipolar Disorder

Xueli Sun

Section 1 Interpretation of Concept and Clinical Features of Bipolar Disorder

Bipolar disorder is a common psychiatric disease, defined as a mood disorder that contains both manic or hypomanic episodes and depressive episodes which fulfill symptomatic diagnostic criteria. Generally mania and depression occur in recurrent cycle or alternatively, but they can also co-exist. In each episode, symptoms tend to persist for a period of time (1 week or more with manic episodes, and 2 weeks or more with depressive episodes) , and pose adverse impacts on patient's daily life and social functions. Epidemiological survey has suggested incidence rate of typical bipolar disorder is around 1%, making it an important disease in psychiatry. Judging from description above, defining "manic episodes" and "depressive episodes" is the key to recognition of bipolar disorder; therefore understanding manic syndrome and depressive syndrome are the first key question in understanding bipolar disorder.

Manic syndrome

Manic syndrome is a psychiatric pathological syndrome characterized by sustained mood upsurge. In summary, its manifestations can be categorized as major manifestations and accompanying symptoms.

1. Major symptoms of manic syndrome

Evidently, it is mainly manifested as sustained mood upsurge. A few of points that merit clarifications are:

1.1 "Sustained" means emotional upsurge persists for 1 week or more.

1.2 Judging from a large number of clinical cases, mood instability or irritability for 1 week or more is equally important as emotional upsurge in the diagnosis of manic syndrome. Recognition of "irritability" symptoms merits attention. Attack aiming at defense is "agitation", while attack aiming at control is "irritability". When a person approaches a dog and enters its safety margin, the dog would feel insecure, howl, and threat to attack, which signify the dog's fear. In real life, such confrontation can end up in 3 different ways. First, when the person stands still, the dog would gradually calm down. Second, when person also threats to attack, the dog might run away or keep standing against the person and howling. Third, when the person runs away, the chance that the dog actually attacks is the highest at this point. It is rather simple. The appearance of that person intimidates the dog, and now the fact that the person is running away shows the person is not stronger than the dog, thus the dog would turn its fear into anger, which results in actual attack to the person. This is the best example of "agitation". Therefore, agitation is a sign of anxiety. A tiger attacks to gain control. Such attack would happen when it is confident, for example, in predation or when it shows anger after being hindered. This is the best example of "irritability". "Agitation" differs from "irritability" in the following ways: ①the former is a passive sign triggered by external stimulus, while the latter one is more active; ②the former one is accompanied by psychiatric and physical symptoms of anxiety, while the latter one is accompanied by symptoms of emotional upsurge. As irritability is an important evidence for the diagnosis of mania, this symptom merits special attention.

1.3 Studies have suggested sustained mood upsurge or agitation is based on patient's altered cognitive function, that is, changes in self-concept and self-appraisal. Therefore, the key to diagnose pathological manic syndrome is not whether the patient is "happy" or "over-active", but whether the patient has altered cognitive functions seen in pathological manic syndrome. Recognizing such altered cognitive functions is critical in the diagnosis of pathological manic syndrome.

1.4 Specific parameters that objectively reflect mood upsurge include inner experience and external manifestations. Inner experience is mainly captured by patient's description of his/her emotional experience, and external manifestations by clinical observation. Biologically, external manifestations that signify mood upsurge most are some signs of hypermetabolic syndrome. Psychiatric and behavioral symptoms of mood upsurge include significantly increased speech and activities.

2. Accompanying symptoms of manic syndrome

For the so-called "accompanying symptoms", the following points merit clarifications:

2.1 The term "accompanying symptoms" means that they can be present or absent in manic syndrome, and that they can be present in part or in various combinations. This suggests the diagnosis of manic syndrome should not be based on the presence of accompanying symptoms, and altered cognitive function in manic syndrome is the key to the diagnosis. In addition, the fact that accompanying symptoms can appear in various combinations suggests manic syndrome can be seen as different clinical pictures.

2.2 Cognitive accompanying symptoms: including increased sensitivity to sound, heat, and cold; thinking-related accompanying symptoms are, first of all, disorders in thinking patterns, including accelerated associative thinking and increased content of thinking; "flight of ideas" is the best description of such manifestation. Furthermore, disorder in content of thinking can also occur in manic syndrome, such as delusion of grandeur, persecutory delusion, and delusion of reference. The patho-psychological process behind thinking disorder merits further research by psychologists, particularly obtaining insight into the question by analyzing individual cases. For example, by analyzing some individual cases, it is revealed that persecutory delusion occurs when the patient has better self-appraisal and hence elevated alertness against surrounding environment. Such analysis helps to better understand delusionary symptoms, and also facilitates differentiation of psychiatric diseases in clinic. Cognitive accompanying symptoms also include abnormalities of attention. Fundamental psychology suggests attention is consisted of three (3) dimensions, attention intensity, attention distribution, and shifting of attention. In patients with manic syndrome, attention issues may be manifested as distribution and shifting of attention. As a result, the patient may never get to finish what he/she has started and is easily distracted. On the other hand, attention issue in hyperactivity-attention disorder is disorder of attention intensity. The differentiation between them involves the differentiation of these two psychiatric diseases, and merits attention.

2.3 Behavioral accompanying symptoms: these include three (3) dimensions: first of all, increased reckless behaviors, which should be related to patient's altered cognitive functions; secondly, impulsion and aggression; thirdly, abnormal instinctive behaviors, such as increased appetite, increased libido, and less need for sleep. As understanding of these symptoms in this consensus do not significantly differs from that in previous versions, these symptoms are not detailed in this consensus.

Depressive syndrome

Depressive syndrome is a clinical syndrome mainly characterized by pathological depressive mood, which can be accompanied by thinking - related and behavioral symptoms. Like the description for manic syndrome, depressive syndrome also includes major symptoms and accompanying symptoms.

1. Major manifestations of depressive syndrome

Evidently, depressive syndrome is mainly manifested as depressive mood. Psychological concept suggests mood is the average emotional state over a long period of time. For the definition of depressive mood, the medical community generally recognizes the presence of depressive emotion for two (2) weeks or more as a basic criterion. Moreover, the recognition of depressive mood is based on patient's description, that is, the description of inner experience and external presentations. Inner experience of depression focuses on patient's depressive experience, rather than grief or frustration. In terms of external manifestations, reduction or loss of interest is an important marker for pathological depression. This is beyond controversy in relevant "consensus" and "guidelines" both at home and abroad, and the key is its interpretation. As a matter of fact, this symptom is regarded as the key to recognition of pathological depression because reduction or loss of interest reflects disorder of cognitive function in an individual, that is, failure to assign meaning to behaviors. The course of life is actually a journey from one end to the other. In China, an individual starts receiving training from the age of 3; at the age of 6, he/she begins a "lengthy journey of studying", and studying becomes a life-long behavior. People study and work to survive, and the purpose of living is accompanied by continuous studying and working. This is how we spend our life. Looking at such description, it seems life does not mean anything. However, most individuals enjoy life very much and are full of passion all the time. This is because normal individuals assign meaning to their behaviors. Therefore, failure to assign meaning to behaviors should be a core cognitive disorder in pathological depression, and also the basis for hopelessness, helplessness, worthlessness, self-blame, self-accusation, and suicide (self-injury) in pathological depression. In comparison, an individual may feel depressed, disappointed, and frustrated when suffering economic loss or failing to get promoted, but this is an emotional response as a result of failure to achieve a goal or fulfill a wish. Such response evidences that the individual neither losses hope in his/her behaviors nor fails to assign meaning to his/her behaviors. As a general response to such situation, one always ascribes failure to external factors, besides his/her own negative emotions, and directs "aggression" against external objects. This is the patho-psychological process behind stress-related disorders, and should be carefully distinguished. As already mentioned, an immediate result of the failure to assign meaning to life in pathological depression is the "3 lessness symptoms" and the "3 self-symptoms". The "3 lessness symptoms" include hopelessness, helplessness, and worthlessness. Hopelessness means that the patient experiences no hope in his/her life now or in the future; helplessness means that the patient feels all alone and isolated, whether the external would provides help or not; and worthlessness means that the patient feels his/her existence is worthless to himself/herself and to the world. The "3 lessness symptoms" are a further signal of failure to assign meaning to life as a result of altered cognitive function. The "3 self-symptoms" include self-blame, self-accusation, and suicide (self-injury) . Self-blame has two (2) dimensions: first of all, being overly critical to oneself and complaining against oneself; secondly, always regretting after making a decision, or hesitating and failing to make a decision at all, self- accusation means that the patient over-exaggerate his/her fault, and is convinced of his/her own guilt even without any proof, that is, having delusion of guilt; suicide is an intentional behavior aiming to end one's own life, leading to the death of the affected individual. Attention must be given to the following 2 points: first, when diagnosing suicide, it is important to understand patient's motive, rather than mere behaviors, carefully distinguish it from self-mutilation that occurs when the patient is under mental and physical pain or altered consciousness; Secondly, formation of suicidal motive and execution of suicidal behavior is a progressive process, and understanding and defining this process facilitates evaluation of depression severity and degree of risk for depressive syndrome. When an individual wishes to die, and his/her willingness to live is stronger than the motive to die, it is called **suicidal idea**. Suicidal idea generally goes unnoticed. As it becomes stronger, signals of suicidal idea include the following cases: the patient frequently complains that life is meaningless, and the patient unintentionally tries to find out how to die painlessly. Undetermined suicidal behaviors that occur when motive to die is stronger than the will to live but there is still desire to live is called **suicidal attempt**, such as jumping off from a low building, taking inadequate dose, or trying to commit suicide in public. Suicidal attempt is the best chance for prevention of suicide. When suicidal motive is very determined, and suicidal behavior fails due to objective limitations or the lack of relevant knowledge in the individual, it is called **attempted suicide**. Attempted suicide must be intervened by medical assistance and psychological assistance, otherwise further suicidal behavior will become more determined and concealed. Contrary to what happens after benefit-driven behavior is hindered mentioned earlier, the "3 lessness symptoms" and the "3 self-symptoms" further reflect that patients with pathological depression direct aggression against themselves.

2. Accompanying symptoms of depressive syndrome

For "accompanying symptoms", the following points must be clarified:

2.1 Similar to the description in manic syndrome, the so-called accompanying symptoms refer to psychiatric or physical symptoms that can possibly or frequently appear in depressive syndrome. These symptoms can appear in various combinations, suggesting depressive syndrome can be manifested as different clinical pictures. The presence or absence of these symptoms does not serve as essential evidence for diagnosis or rule-out of depressive syndrome. However, some accompanying symptoms can be important supporting evidence for the diagnosis of depressive syndrome.

2.2 Cognitive accompanying symptoms include: ①reduced perceptive sensitivity; ②there might be various forms of perceptive disorders, such as auditory hallucination, olfactory hallucination, and visceral hallucination; ③there can be retarded thinking and various forms of delusion, most frequently reference delusion and persecutory delusion; ④there can be reduced attention intensity, impaired attention distribution, and disorders in shifting of attention, which may be manifested as poor attention, difficulty in directing mental activity to 2 or more goals, prolonged latency or difficulty in shifting attention.

2.3 Will power/behavior-related accompanying symptoms: ①in addition to the failure to assign meaning to behaviors, will power/behavior-related accompanying symptoms include, first of all, weakened will power; the presence/absence of significantly weakened will power is an important marker for grading severity of depressive syndrome. ②behavioral accompanying symptoms include inhibition of motion and actions, depressive stupor being an extreme form of such symptoms. ③in terms of instinctive behaviors, patients with depressive syndrome may show significant changes in eating behaviors. Decreased appetite and inhibition of eating behaviors are common abnormalities. As a result, these patients can have simultaneous significant weight loss. Some patients can have significantly increased appetite and stronger eating behaviors, and as a result, can have simultaneous significant weight gain. Psychologists believe the pathological psychology behind enhanced eating behaviors in individual cases is that eating behaviors give pleasure, and the patients wish to alleviate painful inner experience under depressive mood by eating. ④Similarly, in terms of instinctive behaviors, patients with depressive syndrome can also present with abnormal sexual drive and sexual behaviors. On the cognitive background of failure to assign meaning to behaviors, they are generally presented as reduced sexual drive and inhibition of sexual behavior. However, enhanced sexual drive and sexual behaviors are observed in some patients. In the same way, psychologists believe the pathological psychology behind enhanced sexual drive and sexual behaviors remains that the patients try to alleviate painful experience in depression by pleasure derived from sexual intercourse.

2.4 Sleep-related accompanying symptoms: these mainly include: ①insomnia; polysomnography studies and neurotransmitter studies suggest a insomniac feature reflective of pathological depression is early wakening; However, as sleep problems can be caused by diverse factors, patients with pathological depression can also have difficulty falling asleep, increased arousal during sleep, and can be perplexed by dream. ②manifestations of too much sleep, mainly prolonged sleep, and patients do not feel "refreshed" or physically and rigorously restored after sleep. In the cases over the past 2 years, the most extreme case of too much sleep was 17/24 hours, with retarded thinking and poor energy. Sleep duration was restored to 7 - 8 hours per day after treatment. ③manifestations of sleep rhythm disorder, most frequently paradoxical sleep.

2.5 Physical accompanying symptoms: it is safe to say all forms of physical symptoms can appear in depressive syndrome. However, it must be added that, whatever physical symptom it may be, it is always characterized by weakening function of an organ. We may, for now, call them "inhibitory physical symptoms", such as asthenia and functional dyspepsia. Detailed description of inhibitory physical symptoms can be found in the Psychosomatic Consensus of Physical Symptoms by the WCPA in 2015. Here, another point that merits clarification is that some patients may first have inhibitory physical symptoms at onset and modest psychological symptoms of depressive syndrome. In such case, diagnosis of physical symptoms *per se* is particularly important for the accurate design of diagnostic and therapeutic regimens. Also, such scenario again suggests that further unified understanding on psychosoma as well understanding psychiatric problems under the framework of holistic medicine may be the future of psychology.

2.6 Other clarifications on accompanying symptoms

2.6.1 On accompanying anxious emotion or anxiety syndrome: the cognitive background of pathological depression is failure to assign meaning to life. To put it plainly, it is the loss of interest or at least decreased interest, in oneself and the external world. And the basic background of anxiety is increased alertness, overly interesting in and caring for oneself and the external world. It stands to reason that they should not appear in an individual at the same time. That is to say, "depression with anxiety" or "co-morbidity" of depressive disorder and anxiety disorder would never happen. Nonetheless, the following situations cannot be ruled out: firstly, the patient has the basic perception of increased alertness while having overly interest in him/herself and the external world, and at the same time feels depressed, sad, and disappointed but does not fail to assign meaning to life; this should be considered anxiety or anxiety disorder in pathological psychology. Secondly, the patient has a basic background of "failure to assign meaning to life", but for some reasons feels powerless to take care of relatives and to achieve goals at work after becoming ill, feels painful because of physical symptoms, and feels anxious as a result of painful experience of adverse drug reactions. In such case, the depression is pathological, but the anxiety should be interpreted as a normal psychological response. Therefore, this case should be diagnosed and treated as depression, rather than "co-morbidity". The differentiation between depression, anxiety or "co-morbidity" determines treatment approach and treatment regimen, particularly the designing of extensive treatment regimen that contains psychological therapy and supportive therapy. Although currently many medications are claimed to be anti-depressive as well as antianxiety, the WCPA tends to disagree with the idea of "**depression-anxiety comorbidity**" based on direct evidence from the past 2 years, and emphasizes on designing treatment measures surrounding a single focus.

2.6.2 On chronic pain: based on fundamental psychological theories, pain should be interpreted as a warning signal. Such warning can be regarded as "reasonable" only when there is injury. Without corresponding injury, such warning will be considered "unreasonable". From this perspective, pain seems to be more of a physical problem in anxiety disorder, rather than a physical problem in depressive syndrome. The case investigation in the past 2 years has also confirmed this.

3. Implication of results from study on biological features of depressive syndrome

From 2008 to 2010, as coordinated by Professor Sun Xue-li from the West China School of Medicine, Sichuan University, and as supported by the Second Xiangya Hospital of Central South University, the First Affiliated Hospital of Xi'an Jiaotong University, Beijing Anding Hospital, and Guangzhou Brain Hospital, a supportive project was conducted in the framework of "10·5" Program funded by the Ministry of Science and Technology. Results from this project suggest:

3.1 Data from more than 1500 patients with depression suggest neuroendocrine changes have important implication to classification of depressive disorder, the choice of treatment regimens, as well as understanding depressive disorder from psychosomatic perspective. Results from endocrine study in the project are summarized in

Table 1-1-1.

Table 1-1-1 Endocrine changes and clinical features in depressive disorder

	Endocrine features	Clinical features (Combination feature of accompanying symptoms)
HPA-axis depression	Signs of increased activity in HPA axis, presented as elevated plasma concentrations of ACTH and cortisol	Agitation
HPT-axis depression	Featured by unstable HPT axis function, presented as various combinations of abnormalities, such as low T_3,low T_3 and T_4, high TSH + low T_3 and T_4	Retardatory symptoms; psychotic symptoms; symptoms of sleep disorders
HPG-axis depression	Lowered level of estrogen	Middle age or elderly women; frequent physical accompanying symptoms
Combined HPA-axis and HPT-axis depression	Combination of endocrine abnormalities mentioned in HPA axis and HPT axis	Prominent cognitive impairment, and prominent damage in hippocampus and amygdaloid nucleus; patients have prominent sequelae symptoms after treatment
Depression without endocrine changes	None	More common in adolescent patients; featured by experience of anhedonia

The above results suggest: ①changes in endocrine parameters are rather closely related to depressive syndrome; therefore we may try to understand depressive syndrome and depressive disorder from the perspective of endocrine changes; ②changes in HPT axis are in closer correlation with the rhythmic symptoms in depressive syndrome, thus more attention should be given to the association between HPT axis and bipolar disorder; ③since endocrine parameters are closely related to change of disease course in emotional disorders, changes in endocrine parameters can become an important part in diagnosis, differential diagnosis, efficacy evaluation, and decision-making in maintenance therapy; ④the relationship between endocrine parameters and bipolar disorder or depressive disorder and its implication must be further investigated.

3.2 Implications of results from functional imageological study: brain imageological study, particularly dynamic brain imaging study using fMRI technique, found shrunk hippocampus, amygdaloid nucleus, and frontal cortex, lowered density of neuroglia, altered blood flow and glucose metabolic abnormality in patients with depressive disorder. These changes suggest the consequences of atrophy and dysfunction in structures mentioned above. The changes in hippocampus are particularly noticeable. As this region is mainly related to cognitive functions in human, and as already mentioned, abnormalities in cognitive functions may be the core of pathogenesis of pathological depression. The spectrum of imageological changes varies from patient to patient with depression. This raises the question as to whether the diagnosis of depressive syndrome mainly based on clinical features would be accurate. In addition, even it is accurate, homogeneity of clinical symptoms does not mean biological homogeneity. Nonetheless, imageological changes have implications to auxiliary diagnosis of pathological depressive syndrome and to the assessment of prognosis, and should become a topic of interest for further studies.

3.3 Implications of results from polysomnographic studies: results from polysomnographic studies on depression and bipolar disorder over the past 3 decades suggested that changes in a group of rapid eye movement (REM) sleep parameters were important electrophysiological markers in pathological depression. These parameters included shortened latency to REM sleep, increased REM activity, REM intensity, REM density, and elevated REM sleep frequency.

Clinical practice suggests the implication of this group of electrophysiological markers to depressive syndrome or bipolar disorder is that they serve as auxiliary parameters in diagnosis, differential diagnosis and efficacy evaluation.

3.4 Implications of results from cognitive function studies: cognitive function studies in patients with depressive disorder identified 3 types of cognitive function abnormalities in patients with pathological depression: ①**disorder in cognitive process**, which is seen in depressive disorder or depressive syndrome and becomes major or accompanying symptoms in the syndrome, such as the "3 lessness symptoms" and "3 self-symptoms" that develop on the basis of failure to assign meaning to life, disorders in attention intensity, and attention distribution. ②**disorder in cognitive schema**, characterized by sustained distorted or rigescent cognitive schemas, which lead to sustained experience of negative emotion, such as distorted self-concept, distorted perception of inter-personal relation, along with negative view of oneself, others, and the society. Such cognitive disorders are not only present in an episode of the disease or syndrome, but also during remission interval of the disease or syndrome and become a part of cognitive pattern in affected individuals. The cognitive features include "I am not liked by others", "I cannot offer to make bad impression", "I cannot offer to make any mistake", "I must do every single thing well", and "I must prove to my parents and colleagues that I am a great woman by marriage". ③**disorders in cognitive content**: cognitive schemas are important part of personality and constitute an inner subjective world full of frustration and disappointment. Its cognitive features include extreme, absolute and challenging cognitive content, the opposition between reality and ideality, denial, the rejection, withdrawal, and retreat from the real world, and defensive development of over-expanding idealized ego, immature and imaginary self-transcendence, denial of the need for real-world accomplishment, and substitution with false spiritualized ideal ego. The implication of results from cognitive function studies in depressive disorder or depressive syndrome is to gain insight into emotional disorders. For example, cognitive process merely reveals cognitive problems during an episode of depressive disorder or depressive syndrome, while disorders in cognitive schemas and cognitive content suggest the patients also have cognitive issues even during remission interval between episodes. The presence of such issues becomes an underlying condition for the recurrence or sustained presence of depression or emotional symptoms, suggesting psychiatrists should think about the question whether the occurrence of some forms of depression or emotional disorders is related to early developmental or genetic factors. If disorders of cognitive schemas and cognitive content are interpreted as the outcome of the development of depressive symptoms, it indicates that the symptoms actually influence cognitive functions and dynamic progression of the disease. In terms of diagnosis, as already mentioned, the presence of cognitive disorders is a key marker for the identification of pathological depression or emotional disorder. With regard to establishing treatment goals and choosing treatment regimens, medication should be first option if there is only disorder of cognitive process; medications should be combined with relevant psychological therapy if there is disorder of cognitive schema. If patients have disorder of cognitive content, long-term psychological therapy and psychological counseling should be important parts of treatment, in addition to medication during episodes.

As bipolar disorder is characterized by recurrent depression and upsurge of emotion, thinking, and behaviors, and may present hypomanic, manic, depressive, or mixed state, and even with atypical symptoms, making bipolar disorder a disease with complicated and diverse clinical pictures. However, in clinical practice, clinicians tend to diagnose the disease based on clinical pictures without investigating the essence of bipolar disorder. As a result, there is this reasoning that "over joy equals to mania, and too much grief equals to depression", a reasoning that is over-simplistic and seemingly logical but actually illogical, not to mention ignoring the essence of emotional upsurge and depression in bipolar disorder. Such practice not only leads to under-diagnosis of bipolar disorder, but also misdiagnosis and missed diagnosis of bipolar disorder. In China, diagnostic rate of bipolar disorder is extremely low. Results from a latest epidemiological survey on bipolar disorder in four (4) provinces, Shandong, Zhejiang, Qinghai, and Gansu, suggest prevalence of bipolar disorder is 0.1% - 0.3%. Actually, by modified epidemiological survey methodology, the life-time prevalence of bipolar disorder is up to 6.4%, which should be closer to true prevalence.

Section 2 Issues Pertaining to Diagnosis and Recognition of Bipolar Disorder

1. Relevant diagnostic criteria

1.1 ICD-10 and relevant diagnostic criteria of bipolar disorder

1.1.1 Diagnostic criteria of depressive episode(Table 1-2-1): in ICD-10, depressive episode does not include the depressive state of bipolar disorder, but only the first-episode depression or recurrent depression.

General criteria:

(1) The episode must persist for at least 2 weeks.

(2) The patient had no episode that fulfilled diagnostic criteria for mania or hypomania in the past.

(3) The episode is not caused by psychoactive drug substance or organic psychiatric disorders.

Table 1-2-1 Symptoms that must fulfill diagnostic criteria of "depressive episode" in ICD-10

Symptoms	Diagnostic criteria
A depressive mood: established abnormality for the affected individual; presence in most time of a day, and almost every day of the past 2 weeks at minimum; depressive mood is generally unaffected by environment B Loss of interest and pleasure Less energy and less activity Weakened attention Low self-esteem and self-confidence Idea of guilt and worthlessness Pessimistic thoughts Self-mutilation idea Sleep disorder Decreased appetite	Mild: at least 2 items of A and 2 items of B Moderate: at least 2 items of A and 3 items of B Severe: at least 3 items of A and 4 items of B

1.1.2 Diagnostic criteria of recurrent depressive disorder(Table 1-2-2)

General criteria:

(1) Having at least one (1) previous depressive episode for at least 2 weeks, and an interval with no significant emotional disorder for at least 2 months between the previous episode and this episode.

(2) No previous episode that fulfills diagnostic criteria of mania or hypomania.

(3) This episode is not caused by psychoactive drug substance or organic psychiatric disorders.

Symptomatic diagnostic criteria used for recurrent depressive disorder are consistent with that for depressive episode. Based on status of this episode, the following classification applies: ①recurrent depressive disorder, mild episode at the moment; ②recurrent depressive disorder, moderate episode at the moment; ③recurrent depressive disorder, severe episode without psychotic symptoms at the moment; ④recurrent depressive disorder, severe episode with psychotic symptoms at the moment; ⑤recurrent depressive disorder in remission at the moment.

1.1.3 Diagnostic criteria of manic episode

In ICD-10, diagnostic criteria is described separately for manic episode and hypomanic episode, common features being mood upsurge, and increased amount/rate of physical and mental activity. All subtypes in this category apply only to single manic episode. If there is any emotional (depressive, manic, hypomanic) episode before or after this episode, it should be classified as bipolar disorder.

(1) Hypomania(Table 1-2-2)

General criteria

1) The episode persists for at least 4 days.

2) Non-compliance to criteria of manic episode, bipolar disorder, depressive episode, cyclic mood, or neurological sitophobia.

3) Not caused by psychoactive drug substances.

Table 1-2-2 Symptoms that must fulfill diagnostic criteria of "hypomanic episode" in ICD-10

Symptoms	Diagnostic criteria
A Emotional upsurge or irritability, established abnormality for affected individual, which persists for at least 4 days B Increased activity or restlessness Increased speech Difficulty in attention concentration or attention shifting Less need for sleep Enhanced libido Mild squander, or other forms of imprudent or irresponsible behaviors Elevated sociability or undue closeness (instant closeness)	A and at least 3 items of B, with impact on daily functioning

(2) Mania without psychotic symptoms(Table 1-2-3)

General criteria

1) Prominent emotional changes that persist for at least 1 week (this does not apply if serious changes lead to hospitalization) .

2) No hallucination or delusion, but there may be perceptive disorder, such as hyperacusis and increased sensitivity to color.

3) The episode is not caused by alcohol, drug abuse, endocrine disorders, medication, or any organic psychiatric disorders.

Table 1-2-3 Symptoms that must fulfill diagnostic criteria of "mania without psychotic symptoms" in ICD-10

Symptoms	Diagnostic criteria
A Significant emotional upsurge, cheerfulness, and irritability which represent established abnormality for the affected individual	A and at least 3 items of B (4 items in case of irritability alone) , posing significant impact on daily functioning
B Increased activity or restlessness	
Increased speech ("pressing and chaotic speech")	
Subjective experience of flight of ideas or thoughts	
Loss of normal social sanction, leading to out-of-tune or out-of-line behaviors	
Less need for sleep	
Overly high or exaggerated self-appraisal	
Distractibility or constantly changing activity or plan	
Imprudent and reckless behaviors, such squander, stupid plan, reckless driving; the patient is unaware of the risks of these behaviors	
Significant sexual hyperfunction and profligate sexual behaviors	

(3) Mania with psychotic symptoms

1) The episode fulfills all criteria set forth in "Mania without psychotic symptoms" except for Criterion 2.

2) The episode does not fulfill criteria for schizophrenia or manic schizoaffective disorder.

3) There is hallucination or delusion, but there shall not be hallucination and delusion that are typically schizophrenic (that is, excluding completely impossible or culturally inappropriate delusion, excluding auditory hallucination with stalking comment to patients or third-person auditory hallucination) ; common features are delusions of exaggeration, self-quotation, eroticism, and persecutory content.

4) The episode is not caused by use of psychoactive drug substances or any organic emotional disorders.

Based on the coordination/non-coordination between hallucination or delusion and the mood, it is sub-classified as mania with coordinated psychotic symptoms and mania with non-coordinated psychotic symptoms. "Non-coordinated" should include non-affective delusion or hallucination. For example, reference delusion without self-guilt or accusation; a voice narrating incidents without special affective significance to patients. The classification of bipolar disorder in ICD-10 shows in Table 1-2-4.

Table 1-2-4 The classification of bipolar disorder in ICD-10

Code	Categories
F31.0	Bipolar affective disorder, current episode hypomanic
F31.1	Bipolar affective disorder, current episode manic without psychotic symptoms
F31.2	Bipolar affective disorder, current episode manic with psychotic symptoms
F31.3	Bipolar affective disorder, current episode mild or moderate depression
F31.4	Bipolar affective disorder, current episode severe depression without psychotic symptoms
F31.5	Bipolar affective disorder, current episode severe depression with psychotic symptoms
F31.6	Bipolar affective disorder, current episode mixed
F31.7	Bipolar affective disorder, currently in remission

1.1.4 Diagnostic criteria of bipolar disorder:

The diagnosis of bipolar disorder requires fulfillment of the following two criteria: ①this episode fulfills criteria of an episode. ②at least one previous episode of another type of emotional disorder. It is characterized by recurrent (at least for two times) episodes of significantly disturbed mood and activity level. The disturbance can be mood upsurge and increased energy and activity (mania or hypomania) sometime, or mood depression and reduced energy and activity (depression) other times. There is generally complete remission between episodes.

(1) Diagnostic criteria of mixed episode are:

1) The episode is characterized by the mixture or rapid alteration (within hours) of hypomanic/manic and depressive symptoms.
2) Both manic and depressive symptoms must be prominent at the same time over most of the time in at least 2 weeks.
3) At least 1 previous confirmed hypomanic/manic, depressive, or mixed episode.

(2) Diagnostic criteria of remissive state are:

1) Current state fulfills criteria of neither depressive nor manic episode of any severity, or any other type of affective disorder.
2) At least 1 confirmed previous hypomanic or manic episode, with at least 1 episode of other type of affective disorder.

In patients with bipolar disorder, 10% - 15% have four (4) or more episodes per year, which are, fulfilling diagnostic criteria for rapid cycling episodes.

1.2 Diagnostic criteria concerning bipolar disorder in DSM-Ⅴ

In DSM-V, bipolar disorder is classified as: ①type Ⅰ bipolar disorder; ②type Ⅱ bipolar disorder; ③rapid cycling disorder; ④psychoactive substance/drug-related bipolar disorder; ⑤bipolar disorder caused by other medical conditions; ⑥other special bipolar disorders.

1.2.1 Diagnostic criteria of type Ⅰ bipolar disorder:

(1) At least 1 manic episode;

(2) Schizo-affective disorder, schizophrenia, schizophrenia-like disorder, delusional disorder or schizophrenic spectrum disorders, and other psychiatric disorders are excluded.

1.2.2 Diagnostic criteria of type Ⅱ bipolar disorder:

(1) At least 1 hypomanic episode and at least 1 major depressive episode;

(2) Freedom from manic episode;

(3) Schizo-affective disorder, schizophrenia, schizophrenia-like disorder, delusional disorder or schizophrenic spectrum disorders, and other psychiatric disorders are excluded;

(4) Alternative onset of depressive and hypomanic symptoms, leading to clinically significant impairment of social functions in the affected individuals.

1.2.3 Diagnostic criteria of rapid cycling disorder (not shown)

1.2.4 Diagnostic criteria of psychoactive substance/drug-related bipolar disorder (not shown)

1.2.5 Diagnostic criteria of bipolar disorder related to other medical conditions (not shown)

1.2.6 Other special bipolar disorders: this type mainly refers to cases which have characteristic symptoms of bipolar disorder, cause significant damage to patient's social functions, but do not fulfill all diagnostic criteria listed for any type above.

2. Comments on current diagnostic criteria

2.1 Over the past 3 decades, diagnostic criteria systems above have played a remarkable role in providing a consistent understanding on bipolar disorder and providing guidance to research and clinical practice.

2.2 However, there are issues that merit further attention in the following aspects.

2.2.1 If pathergasiology is recognized as a branch of medical science, in particular an important branch of modern medicine, then description of any disease should match the framework of medical science in a broader sense. In the discussion of disease concept, pathological lesion was once considered core of a disease, but opponents believe otherwise. Because some pathological lesions are not considered diseases, such as "corn" and "dental caries". In the discussion of disease concept, it was once believed that pain perceived by an individual was the core of disease, while opponents proposed it was not the case or not entirely so, as pain in some cases was more closely related to social factors and daily activities and was normal response to life events, such as a breakup; sometime, affected individual was not in pain, but should be given medical attention, manic syndrome in bipolar disorder being the best example of this. What, then, is the definition of disease? Since the complete state of physical, mental and social well-being is considered as **health**, and incomplete state of physical, mental and social well-being should be considered as **sub-health**. When sub-healthy state becomes so severe that it affects daily life of an individual or poses significant impact on his/her social functions, it should be considered as **disease**. Take diabetes as an example, it generally begins with impaired glucose tolerance. When impaired glucose tolerance progresses to a certain universally recognized level, it becomes "diabetes". As it further progresses, there comes various kinds of complications related to glucose metabolism. Of course, like the process of other diseases, there is an "**end stage**" in diabetes, too. The description above suggests the concept of a "disease" should be a dynamic and ever-developing one, rather than a fixed one. Therefore, description of any disease should include "prodromal stage", disease onset stage, complication stage and end stage. Since pathergasiology is a branch of modern medical science, the description of psychiatric diseases should contain information of the aspects mentioned above, otherwise it won't be able to fully demonstrate the full picture and prognosis of a disease. In the diagnostic criteria of bipolar disorder listed above, the extensive description of symptoms during an episode is contained merely, but there is little description or consensus concerning prodromal symptoms and complications. The consequence of this is that many pathological and psychological features are unclassified, and no consensus is reached for their treatment.

2.2.2 In current diagnostic criteria, no patho-physical parameters or patho-psychological parameters are listed as supportive markers. Therefore, there can be discrepancy in assignment to symptoms and syndromes. Although a diagnostic and classification system of a psychiatric disease was limited by various conditions at the time such system was designed, patho-physical/patho-psychological research and its application are the future of disease knowledge as well as diagnosis and treatment. It is particularly so when some advancements have been made in studies of bipolar disorder over the past few decades.

Section 3 "Atypical Symptoms" in Bipolar Disorder

As already mentioned, classification and diagnostic system of psychiatric disease both at home and abroad concerns active phase of the disease only, but prodromal stage is not mentioned. Nonetheless, judging from the pattern of disease occurrence and progression, and judging from clinical practice, bipolar disorder is no exception, and there should be a prodromal stage, too. Thus it has practical implication to reach consensus on this issue. "Atypical symptoms" as in this document contain the following 4 dimensions: ①**Prodromal symptoms or "subliminal symptoms**": prodromal symptoms or subliminal symptoms have two (2) implications. The first is that, in either depressive syndrome or manic syndrome of bipolar disorder, as early as when the syndrome is not fully developed and adequately typical, the recognition of such atypical syndrome allows for early treatment. Secondly, the patient might never progress to a stage where he/she has a typical syndrome, at least not surely will, but his/her symptoms have already interfered with all or some of the social functions or normal life, and therefore it is necessary to accurately recognize such situation and to implement correct medical interventions. ②**Depressive symptoms signaling bipolar disease**, that is, some symptoms in depressive syndrome can signal bipolar disorder. Proposal of such symptoms is based on clinical experience, as well as results from some studies. When patient has depressive syndrome but not yet manic syndrome, his/her bipolar disorder can be recognized early by some feature symptoms of depressive syndrome. This has important implication to understanding the essence of bipolar disorder and to the accurate diagnosis and treatment in clinical practice. ③"**Heterogenic symptoms**", a concept that is proposed in this consensus and subject to further revisions if needed. "Heterogenic symptoms" as in this document include those symptoms that signal neither manic nor depressive syndromes, but indicates that the patient would eventually progresses to bipolar disorder based on clinical observation. Therefore, interest on such symptoms and the formation of consensus on this topic can help to gain insight into bipolar disorder. ④**Symptoms that are not correctly interpreted**: errors might occur in clinical diagnosis when failing to correctly interpret some symptoms or failing to interpret some symptoms from different perspective. Knowledge of such symptoms can help to gain further insight into bipolar disorder. For the 4 types of atypical symptoms described above, further information is detailed below.

1. Prodromal symptoms

The definition of "prodromal symptoms" or "subliminal symptoms" has been mentioned above. Some common symptoms identified in clinical observation and clinical practice that fulfill the description of "prodromal symptoms" are described hereunder:

1.1 Sleep-related symptom

It is presented as absolute value of sleep duration, and may be manifested as difficulty falling asleep, early wakening, or other forms of reduced sleep duration, and the patient often present for medical attention with the chief complaint of insomnia. Though with insomnia, such patients can have good energy during the day, and intellectual and physical performance are basically unaffected over a very long period of time. This should be interpreted as "less need for sleep", which is one common symptom in manic syndrome. As this symptom appears alone, it is reasonable to consider it a "prodromal symptom" or "subliminal symptom" of bipolar disorder. Further, as this symptom can cause pain to the patients or affect their daily activities, it merits attention and correct treatment. Conversely, insomnia symptom should be interpreted as increased need for sleep. Therefore, when patient has shorter duration of sleep or even the same duration of sleep, he/she can have fatigue, drowsiness, and anxiety about his/her sleep status. These two conditions should be carefully distinguished.

For patients who present with a chief complaint of "insomnia", there are 3 common clinical situations: first of all, "situational insomnia"; second, a symptom of anxious state, and third, "insomnia" in the patho-psychological background of bipolar disorder, that is, less need for sleep. Therefore, although there is no typical clinical syndrome of bipolar disorder, it is reasonable to manage this condition as bipolar disorder. Some of the patients who present with the condition mentioned above can later progress to typical bipolar disorder, particularly outstanding typical mania, while others have the same chief complaint of sleep disorder over a long time. It would have more practical implication to recognize and treat the latter situation as bipolar disorder.

1.2 Irritability symptom

Some patients seek medical attention or mental counseling for irritability symptom alone. Psychological observation reveals, when a stranger approaches a dog, the dog would howl and threat to attack; when the person is afraid of the dog and the dog is afraid of the person, they confront each other; when the person runs away because of fear, the dog can actually bite the person, because earlier the appearance of that person intimidates the dog, and now the fact that the person is running away shows the person is not stronger than the dog, thus the dog would turn its fear into anger, which results in actualization of attack. In human behaviors, such "attack" is everywhere. We categorize such attack, for the moment, as "dog's attack", which derives from anxiety and fear, and should be called "agitation" in psycho-pathology. When a tiger or lion is predating, it is a different case. A tiger' or lion's attack differs from a dog's attack in that the tiger or lion aims to gain control by attacking, rather than aiming to flight. The second difference is that a tiger or lion has no fear but is confident, and therefore they can wait calmly and persist until they achieve the goal, and may actually become more excited or angry when there is setback. Such situation should be interpreted as "irritability" in psychopathology. In clinical practice of psychiatry, "agitation" should be carefully distinguished from “irritability”. Irritability is a basic symptom in manic syndrome, reflecting perceptive feature of patients in manic state. Clinical observation suggests using complete treatment regimen of bipolar disorder for irritability symptom alone is better than other approaches.

2. Heterogenic symptoms

This group of symptoms seem irrelevant to either manic episode or depressive episode, but they actually are bipolar disorder in nature. These symptoms include obsessive-compulsive symptom, generalized anxiety symptom, eating-related symptom, and simple psychotic symptoms.

2.1 Obsessive-compulsive symptom

Relevant studies and clinical observation suggest obsessive-compulsive symptom can be seen in 3 situations: firstly, a particular type of anxiety disorder (DSM-Ⅳ) , which should be treated with anti-anxiety strategies; secondly, obsessive-compulsive syndrome of major psychiatric disorder nature; particularly when obsessive-compulsive symptoms are diversified, content of obsessive-compulsive symptoms is surreal, the symptoms are hardly responding to anti-anxiety therapies, and the patients have poor capacity to test reality of the obsessive-compulsive symptoms, combination of anti-psychotic medication and anti-anxiety medication or the use of anti-psychotic medication alone become important treatment advice for those with such obsessive-compulsive symptoms. Thirdly, the obsessive - compulsive symptoms or obsessive-compulsive syndrome may be an important manifestation or major manifestation of depressive phase in bipolar disorder. In clinical practice, it is found some patients who seek medical attention mainly for obsessive-compulsive symptoms can have significant accompanying generalized anxiety symptoms, and have unnoticeable or covered depressive symptoms, and then switch to manic phase during treatment. Another scenario is that some patients, while having recent obsessive-compulsive syndrome alone, actually have bipolar disorder. When obsessive-compulsive symptoms are barely responding to anti-anxiety therapy alone or in combination with anti-psychotic medications, diagnosis and treatment approaches of bipolar disorder should be considered. Obsessive-compulsive syndrome representative of depressive phase can be characterized by: ①often associated with obvious generalized anxiety symptoms; ②the patients could have significant agitation; ③with prominent suicidal idea or suicidal attempt; ④abnormalities in hypothalamus-pituitary-thyroid (HPT) axis. At present, these characteristics can at least serve as important hints in clinical practice, but have to be further validated in clinical practice.

2.2 Generalized anxiety symptoms

Anxiety is first of all a psychological concept. Psychologically speaking, anxiety may be manifested as physical anxiety, psychiatric anxiety and cognitive anxiety. Physical anxiety includes various physical symptoms that signify organ dysfunctions, such as chronic pain, symptoms of irritable bowel syndrome, frequent and urgent urination, and asthmatic symptoms. These symptoms are categorized as "irritable physical symptoms" in *The Consensus on Psychosomatic Medicine Classification, Diagnosis and Treatment of Physical Symptoms* (Sun Xue-li, 2015) . On the contrary, if the symptoms are characterized by weakening organ functions, these symptoms are classified as "inhibitory physical symptoms". Psychiatric anxiety is the anxiety that patients experience, including uneasiness and fear the patients experience. These experiences of anxiety are common psychiatric phenomenon in clinical practice of psychiatry. Clinical observation reveals some patients with bipolar disorder can present with psychiatric anxiety and physical anxiety in early phase, and later develop into typical manic episode. In addition, like obsessive-compulsive syndrome, some patients can have anxiety symptoms alone for a very long time without any typical signs of depressive or manic syndrome. Therefore, in clinical care, when patients are not responding to or are even worsening after anti-anxiety therapies, diagnosis and treatment regimens of bipolar disorder should be considered, and at this point generalized anxiety symptoms should be considered depressive or mixed phase of bipolar disorder. Anxiety symptoms in such patients may be characterized by: ①prominent agitation; ②abnormality in HPT axis can be important hint; ③with chief complaint of physical symptoms, the attention should be paid when irritable physical symptoms and inhibitory physical symptoms occur alternately; ④When it is poorly or completely not responding to anti-anxiety therapy alone. Likewise, these "features" should become important signs in clinical care at the moment, and have to be further confirmed in clinical practice.

2.3 Eating-related symptoms: recurrent bulimia and anorexia or vomiting

There are 3 underlying conditions that should be considered: first of all, organic condition; secondly, eating disorder; thirdly, "eating-related symptoms" in the patho-psychological background of bipolar disorder. This group of patients have neither objective evidence of organic damage, nor manifestations of "body image disorder"; their eating-related symptoms (bulimia, anorexia or vomiting) are in regular pattern with or without significant emotional fluctuation. In addition, accompanying irritability symptoms, abnormal functions in HPT axis, and the absence of response to other treatment approaches are important supportive evidence for bipolar disorder. These features have yet to be further confirmed.

2.4 Simple psychotic symptoms

Clinical observation suggests some patients present with hallucination alone, which is characterized by homogeneity, mostly auditory hallucination with vivid content that bothers the patients; the patients have good self-awareness and have preserved most social functions. If the patient has little or no response to standard atypical antipsychotics alone, treatment regimens for bipolar disorder should be considered, and this condition should be considered as depressive phase of bipolar disorder. Similarly, the presence of HPT axis abnormality and accompanying irritability symptoms are important supportive evidence of bipolar disorder. Likewise, these features have yet to be further confirmed in clinical practice.

3. Depressive symptoms that indicate bipolar disorder

The presence of this group of symptoms *per se* suggests high risk for bipolar disorder. Such symptoms include depression with psychotic symptoms and obtuseness symptoms.

3.1 Depressive syndrome with psychotic symptoms: clinical observation reveals, when there is no manic syndrome and patients present with the chief complaint of depressive syndrome, they can only be diagnosed with "depressive disorder" based on current descriptive diagnostic criteria in the absence of clinical evidence of bipolar disorder. However, if the patients have significant accompanying psychotic symptoms, such as hallucination and delusion, depressive phase of bipolar disorder should be suspected. Better outcome can be obtained when it is treated as bipolar disorder than as simple depression.

3.2 Obtuseness symptoms: clinical observation reveals, when patients present with depressive syndrome at disease onset and the depressive syndrome is manifested prominently as obtuseness symptoms, the condition should be considered depressive phase of bipolar disorder at this point, and treatment regimens for bipolar disorder will lead to better outcome for such patients.

4. Symptoms that are not interpreted correctly

Such symptoms are even less associated with bipolar disorder than "heterogenic symptoms", and should be more interpreted from psychopathological and psychological levels before the veil over them can be removed. Such symptoms include hyperactivity-attention disorder (ADHD) and conduct disorder.

4.1 The symptoms concerned with hyperactivity-attention disorder

This condition is mainly seen before adulthood. Before adulthood, mental features, including cognition and affection, are not yet fully developed. As a result, manifestations of depressive and manic phases of bipolar disorder can be atypical. Take hyperactivity-attention disorder as an example, attention disorder is a disorder of attention caused by dysplasia of cerebral cortex, manifested as poor attention concentration and difficulty in learning. Because of failure to concentrate on a certain goal, patients would have increased activities, and even aggression and act of sabotage.

Psychologically speaking, attention is the direction and concentration of mental activity onto external objects or oneself. Direction is to directing mental activities selectively on a certain object, while neglecting other objects that co-exist. For example, when students are in class, they should always direct their mental activities to what the teacher says, and temporally neglect other things that appear or occur inside and outside of the classroom. Objects of attention can also be one's own thoughts, feelings, or some physical changes. When a person is absorbed in painful memories from the past or joyful experience at the moment, he/she can also neglect fatigue, hunger, time or any changes outside. Attention *per se* is not an independent psychological activity or process, but a psychological activity that occurs along with all other types of psychological processes and that serves as a director among those psychological processes.

It ensures normal operation of various sorts of psychological processes, so that human can better adjust to and transform the world. Directionality and concentration are two (2) features of attention. Attention encompasses functions including selecting, maintaining, regulating, and monitoring. The selection function of attention means that, by attention, things that are meaningful, fulfill needs, and are accordant with current activity are selected, while those non-essential, additional, and competing things are avoided; The maintaining function of attention means that object or content of attention can be maintained in consciousness; regulating and monitoring functions of attention show as regulating and monitoring efforts on various kinds of psychological activity processes. Attention contains the following basic elements: ①stability and intensity. Stability of attention means that attention can remain engaged in the feeling of a certain thing or engaged in a certain activity for a long time. The longer it remains, the more stable attention is. Duration of attention concentration depends on individual difference, interest and state, as well as training. Generally, a person can concentrate for approximately 10 minutes, but a rigorously trained surgeon can focus on a surgical site for hours. It should be noted that stability of attention is not always constant, but could be strengthened or weakened intermittently. This is called fluctuation of attention, one basic rule of attention. Two (2) factors can influence stability of attention. Firstly, the subject of attention, that is, when an individual profoundly understands the meaning of the activity he/she is engaged in, and has positive attitude or interest in that activity, attention would be well stable, and *vice versa*. Secondly, the object of attention: an object with ample content makes it easier to maintain attention for a longer time than an object with dull content; a dynamic object makes it easier to maintain attention for a longer time than a static object. Intensity of attention refers to how attention is concentrated. The more concentrated attention is, the higher the intensity of attention. Intensity of attention can be measured through dedicated psychological test. The hyperactivity-attention disorder as in this document mainly includes disorders in stability and intensity of attention. With failure to direct mental activities to specified goal consistently for a long time often comes aimless activity, that is, hyperactivity. ②Distribution of attention is a feature that directs mental activity to 2 or more goals at the same time. When a driver is driving, he/she must pay attention to the road, pedestrians, and other vehicles, while giving attention to the clutch, accelerator, brake, and changing of gear; a student must listen to the teacher while taking notes. These are examples of attention distribution. The prerequisite of attention distribution is that there is only one center of attention. When driving a car, the driver is very familiar with the operation of the car, therefore attention to the road is the center of attention; similarly, the student is so familiar with writing that he/she can do it "automatically", but he/she is not familiar with what he/she is going to hear, then listening to the teaching must be the center of attention. The ability to distribute attention can be enhanced by training. For example, by long-term targeted training, football players can direct their attention to capture and listen to almost everything that happens in the field during a football game. ③Shifting of attention: it is a feature that an individual can intentionally and actively transfer attention from one to another object. The significance of shifting of attention is that an individual can constantly receive and master new information. The rate attention is transferred depends mainly on intensity of attention and the nature of new stimulating information that causes the shifting of attention. Generally, the higher the intensity of attention on the previous object, the less attractive the new information is, the more difficult the shifting would be. The purpose of citing the description of attention in fundamental psychology is to demonstrate the "attention disorder" as described in psychiatry is generally disorders of attention stability and intensity, while the symptom "distractability" refers to issues in attention distribution and shifting. Both can be manifested as hyperactivity and should be carefully distinguished. Observation on clinical cases reveals that the diagnosis of bipolar disorder should be considered if following features are seen in patients who are clinically diagnosed with ADHD: ① basically normal intelligence level; ②though with rapidly changing objects of attention, the amount of information received is not or barely affected; ③with abnormality in neuroendocrine parameters, particularly in parameters of HPT axis; ④with irritability and impulsive symptoms. Because ADHD greatly differs from bipolar disorder in terms of pathophysiology, pathopsychology, treatment approaches and prognosis, differential diagnosis in early phase is particularly important.

4.2 The symptoms concerned with conduct disorder: conduct disorder mostly occurs in adolescence.

Similar to ADHD, it can be manifested as atypical cognitive, emotional, and behavioral symptoms as affected individuals are not fully psychologically developed. Therefore, if patients show characteristic manifestations such as distractability and irritability, etc., they should be considered as atypical symptoms of bipolar disorder and be treated as such. As there is no specific treatment for conduct disorder, it is more important to discriminate atypical symptoms of bipolar disorder and treat accordingly.

In summary, incidence of above atypical symptoms is approximately 5% - 10%, about 5 to 10 times of the incidence of "typical" bipolar disorder aforementioned. Therefore, paying close attention to "atypical symptoms" has more important and practical implication to complete understanding and more accurate recognition and treatment of bipolar disorder.

Section 4 Related Issues of Bipolar Disorder that Worth Considcration

(1) The proposal and interest on atypical symptoms in bipolar disorder have their implications. One implication is that it challenges clinical thinking, and allows for better implementation of the idea of physical and mental integration in the understanding of bipolar disorder and its atypical symptoms, which matching the trend of development in medical science in a broader sense. Secondly, it allows for identifying ways to diagnose and analyze other psychiatric diseases via recognition of bipolar disorder and its atypical symptoms. The proposal of above "atypical symptoms" is based on observation of clinical cases and accumulative experience of diagnosis and treatment, while generalizable understanding would have to be obtained by gaining direct evidence in clinical field testing.

(2) The current situation of unguided treatment of bipolar disorder merits attention, the optimizing treatment combinations would facilitate promotion of medications and provide more entries onto fundamental research. The triple therapy using mood stabilizers as the pivot and using anti-depressants and atypical antipsychotic medications as the "wings" not only provides full control over bipolar disorder and its atypical symptoms, but also represents a flexible approach to manage bipolar disorder and its atypical symptoms across different stages and its changes. For example, during a manic episode, atypical antipsychotic drugs can be up-titrated, while anti-depressants maintained at small dose; on the contrary, during a depressive episode, the dose of anti-depressants can be up-titrated, while atypical antipsychotic drugs maintained at small-to-medium dose. Another example is that, when

there is significant fluctuation of symptoms, anti-depressants and atypical antipsychotic drugs can be modified flexibly without major changes of medications, which can lead to more fluctuations and loss of control. It should be noted that even if bipolar disorder and its atypical symptoms are interpreted from the perspective mentioned above, they should be managed with a diversified approach as they vary from individual to individual. The same set of psychotic symptoms can be atypical symptoms of bipolar disorder, symptoms of schizophrenia, or symptoms of stress-related disorder. Therefore, when trying to determine the nature of symptoms in a particular patient, the decision should be based collectively on the combination of symptoms, medical history, life experience, personal characters, and emotion, etc. While emphasizing the presence of atypical symptoms in bipolar disorder, the possibility of symptoms of other nature should not be neglected. In conclusion, the idea of mental and physical integration and diversified clinical thinking are important prerequisites for the recognition, diagnosis, and treatment of bipolar disorder and its atypical symptoms. There is disagreement regarding treatment regimen combination for bipolar disorder, and whether "triple therapy" can become the most recommended treatment concept in bipolar disorder shall be further revealed in systemic clinical observation. This should be another objective of the field testing in this consensus.

(3) Regarding biological and psychological markers reflecting emotional disorders, there have been some achievements in the past 2 decades both at home and abroad. To sum up, these achievements include results from endocrine studies, polysomnographic studies, cognitive function studies and functional imageological studies. These study results are described in details in the first section of this chapter. It must be noted that many of these study results are not applied to clinical care. The project group be-

lieves it is essential to gradually apply these results to clinical care. Only by doing so is it possible to gradually increase understanding on bipolar disorder and improve levels of diagnosis and treatment of bipolar disorder, which is another objective of the field testing in this consensus.

(4) In recent years, scientists in Europe have proposed a theory of rhythmic disorder in chronic non-infectious disease. Based on this theory, it is believed that biological rhythm is a prerequisite to maintenance of healthy and normal physiological and mental state. The biological rhythm as in this theory includes sleep rhythm, endocrine rhythm, blood pressure rhythm, respiratory rhythm, among others. Disorder in biological rhythm is the basis for a group of chronic non-infectious diseases, and adjustment of biological rhythm should become a more basic goal in treatment of these diseases. It leads to the consideration that, bipolar disorder, which is one of the most common psychiatric diseases, should be a result of disorder in the biological rhythm mentioned above. Then investigating relationship between bipolar disorder and other rhythmic disorders (such as hypertension, diabetes, hyper-hypothyroidism, bulimia-anorexia, peptic ulcer, etc.) will help to identify the essence of bipolar disorder from a broader sense. It will also help to gaining understanding on "atypical symptoms" in bipolar disorder, as well as improving diagnosis and treatment for bipolar disorder and other psychiatric diseases. Therefore, the issue mentioned above should become an important topic for future research.

(5) From a detective's perspective, when trying to solve a case, one should not base the conclusion on an isolated clue; rather, a series of clues that are connected to each other can form a chain of evidence. A complete chain of evidence can be critical to solving a case, and thus should be accepted. The same applies to the diagnosis of disease. Any isolated clinical evidence alone, including symptoms, signs, and la-

boratory tests, is not pointing to a certain disease. But when they are put together to form a complete chain of clinical evidence, they become important clue that points to the knowledge of a certain disease. As for the issues mentioned in this consensus, if analysis and interpretation of "atypical symptoms" suggest that they are consistent with psychopathological feature of bipolar disorder, and that neuro-endocrine changes are consistent with those identified in previous studies on bipolar disorder, and that the condition is responding to treatment regimens for bipolar disorder, these should form a complete chain of evidence. Therefore, it can be concluded that the "atypical symptoms" mentioned in this consensus are indeed of manifestations of bipolar disorder. The field testing is also designed based on this rationale.

Chapter 2 Recognition of Bipolar Disorder and Its Atypical Symptoms and Clinical Multi-center Field Test for Optimization of Treatment Regimens

Xu Zhang, La Du, Yaling Zhou, Jing Guo, Zongbing Lao, Xueli Sun

Section 1 Introduction to Field Test

1. Objective

There are several objectives for conducting field test: ①As already mentioned in Chapter 1, the first and foremost objective of the test is to provide extensive understanding on bipolar disorder by observation in a larger sample, particularly to obtain universally agreed understanding on manic syndrome and depressive syndrome; ②to explore and to gradually establish optimal treatment regimens for bipolar disorder, especially, to investigate the significance of using "triple therapy" in treatment of bipolar disorder; ③to reach consensus on understanding and treatment of atypical symptoms in bipolar disorder; ④to explore biological markers in bipolar disorder and to reach consensus on them.

2. Content of the test

2.1 Field testing was co-organized and conducted by the Sichuan West China Psychiatric Association (as WCPA hereunder) and Chengdu

Medical Association. The test was conducted under natural clinical conditions in 21 specialized institutions in Sichuan province, Shanxi province, Guizhou province, Gansu province, and Chongqing city. Participating institutions are listed above in the document.

2.2 Before conduct of the field test, WCPA provided consistent training to all participating staff.

The training included: ①introduction to relevant theories, particularly rationales behind the proposal of the concept "atypical symptoms" and the "triple therapy", and an introduction to the attempt to apply results of relevant biological studies to clinical practice; ②Training for the use of Field Test Case Report Form (CRF) for Recognition, Diagnosis and Treatment of Bipolar Disorder and its Atypical Symptoms, which was designed based on the objectives of the test; ③training on the use of psychological measurement tools used in the test and unified standard; ④training on the use of database for the test.

2.3 Test procedure

The project lasted for 24 months. A flow chart is shown in Figure 2-1-1.

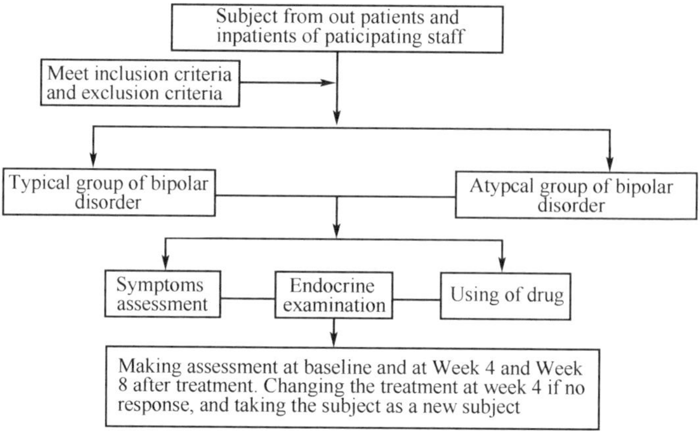

Figure 2-1-1 Field test flowchart

2.4 Details of test procedure and test content

2.4.1 Inclusion criteria for test subjects

(1) Men and women of any age;

(2) Typical group: in accordance with diagnostic criteria for bipolar disorder as set forth in the International Statistical Classification of Diseases and Related Health Problems (ICD-10) ;

(3) Atypical group: analyze symptoms of pathological psychology, psychopathology and neuroendocrine, etc. comprehensively, and the obtained evidence suggest bipolar disorder.

2.4.2 Exclusion criteria for test subjects

(1) Patient with acute infection, acute trauma, in perioperative period, and acute exacerbation of chronic diseases;

(2) Patients in critical condition or terminal condition that does not allow for participation in the field test;

(3) Pregnant or lactating women;

(4) Patients who are unable to understand items of the questionnaire or unwilling to participate in the field test.

2.4.3 After subjects were included, they received assessment at baseline and at Week 4 and Week 8 after treatment. The assessment includes changes in symptoms and testing of related endocrine parameters. Endocrine parameters are tested before treatment and at Week 8 after treatment.

2.5 Psychological assessment tools used in the test

Assessment tools used in test are shown in Table 2-1-1.

Table 2-1-1 List of assessment tools

Symptom	Efficacy	Endocrine indexes
Young Manic Rating Scale, YMRS	Clinical Global Impression, CGI	HPA axis
Montgomery-Asberg Depression Rating, MADRS	Treatment Emergent Symptom Scale, TESS	HPT axis

(continued)

Symptom	Efficacy	Endocrine indexes
Hamilton Anxiety Scale, HAMA		
Brief Psychiatric Rating Scale, BPRS		
The Yale-Brown Obsessive Compulsive Scale (when needed)		

2.5.1 Symptom assessment tools

(1) Young Manic Rating Scale (YMRS): it was proposed by R. C. Young in 1978, a symptom grading scale used to evaluate manic symptoms and severity. It is a commonly used tool in the assessment of mania severity in patients diagnosed with bipolar disorder, with its items reflecting core symptoms of bipolar disorder in manic phase. The scale contains 11 items, which are rated on a scale of grade 1 to 5; it has a practically defined reference point, that is, the expected score of $\geqslant$ 20 points. The scale has been validated for its validity, and it is a reliable and common assessment tool. This scale has been used in clinical practice since 1978, and the assessment is completed by combining patient's self-evaluation with clinician's observation.

(2) Montgomery-Asberg Depression Rating Scale (MADRS): this is a diagnostic questionnaire that contains 10 items, and is commonly used by psychiatrist or investigators to evaluate severity of depressive episode in patients with emotional disorder. The scale was developed in 1979 on the basis of Hamilton Rating Scale for Depression (HAMD) by investigators from England and Switzerland. Upon the use of anti-depressants and other treatment approaches, the scale becomes more sensitive to the changes in patient's depressive emotion. Higher score of MADRS suggests more severe depression. The items are rated on a scale of grade 0 to 6. The scale has good credibility and validity.

(3) Hamilton Anxiety Scale (HAMA): the scale was compiled by Hamilton in 1959. It was one of the commonest scales first used in clinical psychiatry, containing 14 items. It is listed as an important diagnostic tool for anxiety in the *Chinese Classification of Mental Disorders* (CCMD-3) , with good credibility and validity. The scale uses a scale of 0 to 4 points. Total score is used to reflect severity of condition in the patients and to measure treatment effectiveness, and to compare changes before and after treatment. According to data provided by the Chinese Scale Cooperative Group: a total score ⩾ 29 points indicates possibly severe anxiety; ⩾ 21 points indicates definitely significant anxiety; ⩾ 14 points indicates definite anxiety; > 7 points indicate possible anxiety; < 7 points indicates absence of anxiety symptoms.

(4) Brief Psychiatric Rating Scale (BPRS): it was developed by Overall and Gorha in 1962, an assessment tool to be used by clinical professionals for assessment of psychotic symptom severity and changes in patients with psychosis. Both at home and abroad, a commonly used version is BPRS-18, which adopts a scale of 1 to 7 points. As the scale is of proper length, has rational symptom items, and is easy to be used, and professionals can easily master it, it is widely used in clinical psychiatry.

2.5.2 Assessment tools of efficacy and side effects

(1) Clinical Global Impression (CGI): an overall impression scale that was first designed by the World Health Organization (WHO) for evaluation of clinical efficacy in the IPSS study. Currently, a commonly used version is the one revised by the American National Institute of Mental Health (NIMH) in 1976. It is suitable for any psychiatric treatment and study subject. The scale contains 3 dimensions, severity of illness (SI) , global improvement (GI) and efficacy index (EI) , which are completed by psychiatrists or other properly trained

evaluators. CGI evaluation is easy and practical, and produces results that have good consistency. CGI assessment uses a method of judgment that is commonly used in clinic. EI colligates both positive and negative effects induced by treatment, so that we can better evaluate significance of the treatment; SI can also serve as a reference for validity validation of other scales.

(2) Treatment Emergent Symptom Scale (TESS): short as the "Side effect scale". It was compiled by the American NIMH in 1973. Among scales of the same category, it has the largest number of items and the most extensive coverage, including common adverse symptoms and signs, as well as some laboratory test results. The scale involves severity of adverse effects, the relationship between symptoms and drug, and measures adopted.

2.6 Endocrine parameters used in field test

Based on previous studies, the field test also included neuroendocrine parameters in monitoring scope, so as to provide reference to determine atypical symptoms in bipolar disorder and explore their guiding significance to the treatment. The field test involved seven (7) parameters of hypothalamus-pituitary-thyroid (HPT) axis and hypothalamus-pituitary-adrenal gland (HPA) axis, including thyroid stimulating hormone (TSH), tri-iodothyronine (T_3), thyroxin (T_4), free T_3 (fT_3), free T_4 (fT_4), adrenocorticotropic hormone (ACTH), and cortisol (CORT). In the analysis of the parameters above, parameters of HPT axis and their tendency of changes were of interest.

2.7 Principles for treatment effectiveness evaluation

Efficacy evaluation included two (2) parts: firstly, according to international vulgate principle, a reduction of score as assessed by symptom scales (YMRS and MADRS) by 25% or more was considered response; a reduction in total score of 50% or more was considered significant response; secondly, treatment efficacy was evaluated based on CGI.

3. Selection of drugs for the field test

3.1 Comments on current treatment for bipolar disorder

Although treatment guidelines at both home and abroad have proposed various treatment recommendations for bipolar disorder, treatment for bipolar disorder was still chaotic and unguided. A cohort study, the Systematic Treatment Enhancement Program for Bipolar Disorder (STEP-BD) found 49% of patients with bipolar disorder recurred within 2 years after stabilization was induced by treatment, and those in the depressive pole had a percentage of recurrence twice of that of patients in the manic pole. According to a survey in 2009, direct and indirect cost for patients with bipolar disorder was 151 billion US dollars in total. Therefore, an optimized treatment strategy was one of the focuses in this field test.

3.2 Comments on the use of "triple therapy" in bipolar disorder

3.2.1 The use of anti-depressants in treatment of bipolar disorder is controversial because of the over concern about risk of "turning into mania". However, such reasoning is neither logical nor reasonable. If all anti-depressants are associated with effect of "turning into mania", then any type of patients would turn into the manic pole after using anti-depressants, but that is not true. Therefore, "turning into mania" is a part of natural process of the disease, and was not mainly induced by the drug. In the meantime, studies have also suggested selective serotonin reuptake inhibitor anti-depressants (SSRIs) do not induce more mania than placebo. The use of anti-depressants causes bipolar disorder to turn into "mania" or worsening severity of bipolar disorder in some patients, suggesting anti-depressants influence the natural process of bipolar disorder. For this very reason, proper and flexible use of SSRIs can effectively improve patient's experience, and reduce risk for suicide and self-mutilation. In addition, another reason to advice against the use of anti-depressants in treatment of bipolar disorder is that, results from studies have suggested the use of anti-depressants, particularly SSRIs, increases the risk for suicide. Clinical observation reveals this risk involves 2 issues. Firstly, after the use of anti-depressants, patients committed suicide when inner motivation started to restore while cognitive dysfunction of depression had not yet been improved; secondly, while using anti-depressants, particularly SSRIs, suicide or self-mutilating behaviors could occur due to agitation during early treatment. The first one is a common issue during recovery from depressive phase, similar to intra-operative or post-operative risk in surgery; the latter one should be interpreted as an adverse drug effect. Therefore, neither issue listed above were adequate reasons to advice against the use of anti-depressants, and even SSRIs, in bipolar disorder.

3.2.2 Whether "triple therapy" using mood stabilizers as the pivot, anti-depressants and atypical antipsychotic drugs as the "wings" is essential. As a matter of fact, treatment for bipolar disorder is chaotic and unguided mainly because of clinician's inadequate understanding on bipolar disorder. Different drugs are used in different stages as symptomatic treatment. Frequent changes of medications make it difficult to produce consistent effectiveness in treatment of bipolar disorder. The "triple therapy" not only ensures orderly treatment for bipolar disorder, but also provides multi-dimensional treatment (adjusting biological rhythm, improving patient emotion experience, and symptomatic treatment) , offering better experience and quality of life to the patients. The "triple therapy" is a flexible combination of mood stabilizers, anti-depressants, and atypical antipsychotic drugs. In this treatment pattern, mood stabilizers are the pivot, which serves to maintain balance like a pivot of a balance or a seesaw, that is, to stabilize mood and biological rhythm. Anti-depressants and atypical antipsychotic drugs are like wings attached to the pivot. They are targeted and symptomatic treatment for symptoms in both poles of bipolar disorder. For example, when patient is in depressive phase, dosage of anti-depressants can be adjusted as needed, while dosage of atypical antipsychotic drugs reduced as appropriate; conversely when the patient is in manic phase, dosage of atypical antipsychotic drugs can be adjusted as needed, while dosage of anti-depressants reduced as appropriate. Eventually, drugs that are used as mood stabilizers can be maintained on a long-term basis. Such adjustment is clearly more directional and targeting, so that major emotional fluctuations caused by adjustment of drugs can be effectively avoided, and that clinicians can better control patient's condition and avoid risks associated with fluctuations of condition. The "triple therapy" has been proven an effective and optimal treatment pattern in the field test, and it is worth popularizing.

3.3 Mood stabilizers

Studies have suggested that mood stabilizers are undoubtedly the core of treatment for bipolar disorder. However, so far there is no universally agreed definition for "mood stabilizers". Therefore, the first and foremost issue to clarify is the understanding of "mood stabilizers" in this consensus. The medical community had once considered drugs with Ca^{2+} channel blocking effect as mood stabilizers. In the field test, the recommended "mood stabilizers" should meet the following requirements: ①be able to adjust biological rhythm, and promote its restoration; ②previous studies have suggested disorder of HPT axis is always accompanying clinical progression of bipolar disorder. Neurotransmitters that are closely related to pathogenesis of bipolar disorder, such as norepinephrine (NE) and 5-serotonin (5-HT) are closely associated with thyroid hormones. They have a common synthetic precursor tyrosine. Receptors of thyroid hormones are widely distributed in critical cerebral regions, particularly in the limbic system. These critical cerebral regions are closely related to the pathogenesis of emotional disorder. NE stimulates the release of thyrotropin-release hormone (TRH) and TSH, while 5-HT, dopamine (DA) , and gamma amino butyric acid (GABA) inhibit their release, and thus regulate the functions of HPT axis. In the meantime, altering response of NE, 5-HT, DA, and GABA in brains of adults induces hyperthyroidism or hypothyroidism. The interaction between thyroid and neurotransmitters is an important hypothesis for patho-physiological mechanism of emotional disorder. Therefore acting on thyroid and improving thyroid function or functional state are important conditions for mood stabilizers in this consensus. In the same way, acting on HPT axis and improving its function also become important criteria for antidepressant and atypical antipsychotic drugs to be used in the field test.

3.4 Specific alternative medication

3.4.1 Mood stabilizers

(1) Lithium

A first-line and first-choice mood stabilizer in treatment of bipolar disorder at present. Its effect on thyroid has been validated. It inhibits thyroid function by a complicated set of mechanisms. In summary, they are: ①lithium is concentrated to thyroid, and inhibits uptake of iodine into thyroid; ②it inhibits coupling of iodotyrosine, changes structure of thyroglobulin, and inhibits secretion of thyroid hormones; ③by inhibiting type 2 deiodinase in the brain, it prevents deiodination of T_4 into T_3; ④it induces amplified response of TSH to TRH, and thus inhibits overall function of HPT axis; ⑤by acting on nerves and muscle cells, it changes trans-membrane transfer of sodion and modifies metabolism of neurotransmitters, including catecholamine and 5-HT, thus influencing function of HPT axis; ⑥through the second messenger system, it alters signal delivery within neurons, for example, specific inhibition on inositol phosphatase, influences delivery of neurotransmitters via phosphoinositide-second messenger system, and eventually influences HPT axis; ⑦It weakens effect of protein kinase C, and influences genetic expression that are related to transmitters. Given considerations above, lithium is often used to treat hyperthyroidism in endocrinology. However, accumulative concentration of lithium in thyroid after long-term use is 3 to 4 times of that in plasma, causing goiter and hypothyroidism. Therefore, renal function and thyroid function should be routinely monitored, and electrocardiogram (ECG) should be monitored in patients aged above 50 years when lithium is used as mood stabilizer in bipolar disorder. Since therapeutically effective lithium concentration is very close to its toxic concentration, it is essential to measure blood lithium concentration on a regular basis. In the mean time, weight gain is a common side effect of lithium; therefore body weight is an important reference index when selecting lithium or adjusting dose. Therapeutic dose of lithium is 1 000 - 2 000 mg per day, and maintenance dose is 1 000 - 1 500 mg per day. It is contraindicated in children aged less than 12 years. Please refer to product information for more information on lithium and its administration.

(2) Lamotrigine

It is an anti-convulsive drug, a mood stabilizer, a voltage-sensitive sodium channel antagonist, and a triazine derivative. It has been approved by the American Food and Drug Administration (FDA) as maintenance therapy for type Ⅰ bipolar disorder. Its mechanisms of action include blocking voltage-sensitive sodium channel, interaction with open voltage-sensitive sodium channel, interaction with specific site in α subunit of voltage-sensitive sodium channel, and inhibiting the release of glutamic acid and aspartic acid. Moreover, the drug also enhances the release of inhibitory neurotransmitters, stabilizes thyroid function and neurons, and thus takes on mood stabilizing effect. Therefore, its common indications include bipolar disorder, epilepsy, schizophrenia, and neuropathic headache/chronic pain, etc. When it is used as a mood stabilizer in bipolar disorder, skin rash is a side effect to be monitored during treatment. It is generally maculopapular rash. It can cause fever, too. Once skin rash appears, Lamotrigine must be discontinued immediately. Other adverse effects include nausea, headache, diplopia, blurry vision, dizziness, ataxia, and tremor, etc. Other serious adverse effects include sudden death, suicide, abnormal hematological changes, Stevens Johnson syndrome-related multiple organ failure, toxic epidermal necrolysis or drug hypersensitivity syndrome. Commonly used dose of Lamotrigine for treatment of bipolar disorder is 50 - 300 mg per day. Please refer to product information for more information on Lamotrigine and its administration.

(3) Valproate

Valproate is one of the medications approved for treatment of bipolar disorder by FDA, with sodium valproate being the most commonly used form. Its mechanisms of action have not yet been fully understood. Possible mechanisms include increasing synthesis and reducing degradation of GABA, and thus elevating the concentration of inhibitory neurotransmitter GABA, and reducing excitability of neurons to inhibit seizure; inhibiting voltage-sensitive sodium channel. Valproate influences concentration and effects of T_3 by the neurotransmitter GABA, and thus affects function of HPT axis. Common adverse effects include nausea, vomiting, anorexia, and diarrhea, etc. Rare side effects include somnolence, tremor, ataxia, alopecia, erethism, and restlessness, etc. Pancreatitis is an atopic effect and a rare adverse effect. It is contraindicated in children aged less than 6 years. Common therapeutic dose of sodium valproate in treatment of bipolar disorder is 1 000 - 1 500mg per day. Please refer to product information for more information on sodium valproate and its administration.

3.4.2 Anti-depressants

(1) Fluoxetine

It is a selective 5-HT re-uptake inhibitor, one of the drugs approved by FDA for treatment of bipolar depression. Its mechanisms of action are: ①enhancing transmitting function of 5-HT, blocking 5-HT re-uptake pump, and de-sensitizing 5-HT receptors, while antagonizing $5\text{-}HT_{2C}$ receptors; possibly increasing delivery of NE and DA; ②Fluoxetine increases the concentration of 5-HT in synaptic space, inhibits secretion of TSH and enhances functions of thyroid, and thus stabilizes function of HPT axis. Common adverse effects include sexual dysfunction, gastrointestinal symptoms (decreased appetite, nausea, diarrhea, constipation, dry mouth) , and symptoms in central nervous system (insomnia or sedation, agitation, tremor, headache, dizziness) . Please refer to product information for more information on Fluoxetine and its administration.

(2) Venlafaxine

A double inhibitor on re-uptake of both 5-HT and NE. Generally, it is considered as an anti-depressant, but its effects are more than anti-depression. Its mechanisms of action are: ①increasing neurotransmitters such as 5-HT, NE and DA, blocking 5-HT re-uptake pump, and possibly increasing serotonergic neurotransmission; ② blocking NE re-uptake pump, and possibly increasing noradrenergic neurotransmission and increasing dopaminergic neurotransmission in frontal cortex; ③at small dose, Venlafaxine increases concentration of 5-HT in synaptic space, inhibits secretion of TSH, and enhances functions of thyroid; at large dose, it acts on 5-HT, DA, and NE simultaneously, balances the secretion of thyroid hormones, and thus stabilizes HPT axis. Its common adverse effects are headache, nervousness, insomnia, sedation, nausea, diarrhea, decreased appetite, sexual dysfunction, and perspiration, etc. It can induce mania or suicidal behaviors, which must be given serious attention. Please refer to product information for more information on Venlafaxine and its administration.

(3) Duloxetine

It is a double inhibitor on re-uptake of both 5-HT and NE. Generally, it is considered as an anti-depressant, but its effects are more than anti-depression. Its mechanisms of action are basically similar to those of Venlafaxine. Likewise, at small dose, it increases concentration of 5-HT in synaptic space, inhibits secretion of TSH, and enhances functions of thyroid; at large dose, it acts on 5-HT, DA, and NE simultaneously, balances the secretion of thyroid hormones, and thus stabilizes HPT axis. This is also one of the reasons it is chosen as a candidate drug for optimal treatment regimen in this consensus. Common adverse effects include nausea, diarrhea, reduced appetite, insomnia, sedation, sexual dysfunction, perspiration, elevated blood pressure, and urine retention, etc. It can induce agitation, restlessness, or suicidal behaviors, which must be given serious attention. Please refer to product information for more information on Duloxetine and its administration.

(4) Paroxetine

A selective 5-HT re-uptake inhibitor. It is generally considered as an anti-depressant as well as an anti-anxiety drug. Its mechanisms of action are elevating neurotransmitter 5-HT, blocking 5 HT re-uptake pump, de-sensitizing 5-HT receptors, elevating concentration of 5-HT in synaptic space, resulting in inhibition on TSH secretion and enhancement of thyroid function, and consequently stabilizing HPT axis. Common adverse effects include gastrointestinal reactions, dry mouth, perspiration, sedation, insomnia, tremor, dizziness, headache, and sexual dysfunction, etc. It can induce agitation, restlessness, or suicidal behaviors, which must be given serious attention. Please refer to product information for more information on Paroxetine and its administration.

(5) Sertraline

A selective 5-HT re-uptake inhibitor. It is generally considered as an anti-depressant, but its effects are more than anti-depression. Its mechanisms of action are: ①increasing concentration of neurotransmitter 5-HT, blocking 5-HT re-uptake pump, de-sensitizing 5-HT receptors, and increasing serotonergic neurotransmission; ②blocking dopamine (DA) re-uptake pump; ③similarly, elevating concentration of 5-HT in synaptic space can lead to inhibition on TSH secretion and enhancement of thyroid function, and consequently stabilization of HPT axis. Common adverse effects include gastrointestinal reactions, dry mouth, sedation, insomnia, tremor, dizziness, headache, and sexual dysfunction, etc. It can induce agitation, restlessness, or suicidal behaviors, which must be given serious attention. Please refer to product information for more information on Sertraline and its administration.

(6) Escitalopram

A selective 5-HT re-uptake inhibitor. It is generally considered as an anti-depressant, but its effects are more than anti-depression. Mechanisms of action are: ①increasing serotonergic neurotransmission, blocking 5-HT re-uptake pump, and de-sensitizing 5-HT receptors. ②Elevating concentration of 5-HT in synaptic space, resulting in inhibition of TSH secretion, enhancement of thyroid function, and consequently stabilization of HPT axis. Common adverse effects include gastrointestinal reactions, dry mouth, perspiration, sedation, insomnia, tremor, dizziness, headache, and sexual dysfunction, etc. It can induce agitation, restlessness, or suicidal behaviors, which must be given serious attention. Please refer to product information for more information on Escitalopram and its administration.

3.4.3 Atypical antipsychotic drugs

(1) Quetiapine

A 5-HT and dopamine antagonist, a second-generation antipsychotic drug, and also a mood stabilizer. It is one of the drugs approved by FDA for treatment of bipolar disorder. Its mechanisms of action are: ①blocking D_2 receptors to alleviate positive psychotic symptoms and stabilize emotional symptoms; ②blocking $5\text{-}HT_{2A}$ receptors to increase release of dopamine in some regions of the brain; ③a key mechanism that makes it a mood stabilizer is by inhibiting DA and 5-HT receptors, it can reduce response to abovementioned neurotransmitters to alleviate hyperthyroidism and stabilize HPT axis. Common adverse effects are somnolence, hypotension, dizziness, and dry mouth, etc. It barely causes extra-pyramidal adverse effects. Please refer to product information for more information on Quetiapine and its administration.

(2) Olanzapine

A 5-HT and dopamine antagonist, a second-generation antipsychotic drug, and also a mood stabilizer. It is one of the drugs approved by FDA for treatment of bipolar disorder. Its mechanisms of action are: ①blocking D_2 receptors to alleviate positive psychotic symptoms and stabilize emotional symptoms; ②blocking D_{2A} receptors to increase release of DA in specific regions of the brain; ③antagonizing 5-HT_{2C} receptors; ④by inhibiting DA and 5-HT receptors, it reduces response to abovementioned neurotransmitters to alleviate hyperthyroidism and stabilize HPT axis. It should be used with caution or should be avoided in patients with severe liver disease. For general patients, hepatic function should be examined on a regular basis. Moreover, weight gain, constipation, and changes in blood glucose should be given due attention. Please refer to product information for more information on Olanzapine and its administration.

(3) Ziprasidone

A 5-HT and dopamine antagonist, a second-generation antipsychotic drug, and also a mood stabilizer. It is one of the drugs approved by FDA for treatment of bipolar disorder. Its mechanisms of action are: ①blocking D_2 receptors to alleviate positive psychotic symptoms and stabilize emotional symptoms; ②blocking 5-HT_{2A} receptors to increase release of DA in some regions of the brain; ③interaction with 5-HT_{2C} receptors and 5-HT_{1A} receptors; ④interaction with transporters of 5-HT, NE, and DA, and with 5-HT_{1D} receptors; ⑤by inhibiting DA and 5-HT receptors, it reduces response to abovementioned neurotransmitters to alleviate hyperthyroidism and stabilize HPT axis. Common adverse effects are dizziness, sedation, hypotension, nausea, dry mouth, and extra-pyramidal adverse effects, etc. It has an advantage that it barely causes weight gain. Please refer to product information for more information on Ziprasidone and its administration.

(4) Aripiprazole

A partial dopamine receptor agonist, a dopamine stabilizer, an atypical antipsychotic drug, a third-generation antipsychotic drug, and also a mood stabilizer. It is one of the drugs approved by FDA for treatment of bipolar disorder. Its mechanisms of action are: ①partial D_2 receptor agonist that can reduce DA activity when dopamine concentration is high, and elevate DA activity when dopamine concentration is low; ②partial $5\text{-}HT_{1A}$ receptor agonist; ③blocking $5\text{-}HT_{2A}$ receptors in some cerebral regions to increase the release of DA; ④by inhibiting DA and 5-HT receptors, it reduces response to abovementioned neurotransmitters to alleviate hyperthyroidism and stabilize HPT axis. Common adverse effects are vertigo, insomnia, akathisia, excitement, nausea, vomiting, orthostatic hypotension, constipation, headache, asthenia, and sedation, etc. Changes in body weight and body mass index (BMI) must be monitored during treatment. Please refer to product information for more information on Aripiprazole and its administration.

(5) Risperdone

A 5-HT and dopamine antagonist, a second-generation antipsychotic drug, and also a mood stabilizer. It is one of the drugs approved by FDA for treatment of bipolar disorder. Its mechanisms of action are: ① blocking D_2 and $5\text{-}HT_{2A}$ receptor to increase release of DA in some cerebral regions; ②by inhibiting DA and 5-HT receptors, it reduces response to these neurotransmitters to alleviate hyperthyroidism and stabilize HPT axis. Common adverse effects are dizziness, sedation, hypotension, adverse effects of motor system, elevated prolactin and weight gain, etc. Please refer to product information for more information on Risperdone and its administration.

(6) Clozapine

A 5-HT and dopamine antagonist, a second-generation antipsychotic drug, and also a mood stabilizer. It is one of the viable drugs for treatment of bipolar disorder. Its mechanisms of action are: ①blocking D_2 and $5\text{-}HT_{2A}$ receptor to increase release of DA in some cerebral regions; ②interaction with $5\text{-}HT_{2C}$ and $5\text{-}HT_{1A}$ receptors can improve cognitive impairment and affective symptoms in some patients; ③by inhibiting DA and 5-HT receptors, it reduces response to these neurotransmitters to alleviate hyperthyroidism and stabilize HPT axis. Common adverse effects are sedation, weight gain, dizziness, hypotension, increased risk for diabetes and lipid metabolism disorder, salivation, tachycardia, dry mouth and constipation, etc. As it could cause granulocytopenia, blood routine examination should be conducted on a regular basis. Please refer to product information for more information on Clozapine and its administration.

3.5 Choices and recommendations of treatment patterns

The "triple therapy" is a recommended and advocated treatment pattern for this field test, but it is not mandatory and not the only treatment pattern option. "Anti-depressant + mood stabilizer + atypical antipsychotic drug" is the basic pattern of the "triple therapy". Physicians participating in the field test can select from different candidates to create their own combinations of "triple therapy" based on clinical experience and their understanding on patient's features. By analyzing data from the field test, frequently used combinations of "triple therapy" for various features of typical bipolar disorder and atypical symptoms can be obtained, so as to provide information for clinicians for reference.

In the meantime, physicians participating in the field test can select treatment regimen other than the "triple therapy". By analyzing data from the field test, efficacy data of "triple therapy" and other treatment regimens could be obtained, so as to provide evidence basis for identifying optimal treatment patterns for bipolar disorder.

It should be noted that candidate drugs selected for this clinical testing have all been in clinical use. No consistent rules were set for their administration method, dose, adverse effects, and other precautions. In addition, on the prerequisite of "triple therapy", clinicians can use different combinations based on individual condition, and can also create new combinations according to understanding on patho-physiological and patho-psychological mechanism of symptom classification. By using such open design and broad spectrum clinical test, the ultimate purpose is to generate a truly viable "optimized treatment regimen".

Section 2 Results of Field Test

1. General subject information and analysis

1.1 Demographic data and analysis of included subject

Patients were collected according to inclusion and exclusion criteria. By July 28th, 2015, participating institutions collected data from a total of 1 315 patients, and viable data from a total of 1 268 patients were included into this analysis, with a recovery rate of 96.43%. Demographic data are shown in the Table 2-2-1.

Table 2-2-1 Demographic characteristics of enrolled subjects

Characteristics	Percentage (%)
Gender	
Male	46.4
Female	53.6
Age	
<20 years	10.4
20-29 years	31.4
30-39 years	18.2
40-49 years	18.7
50-59 years	13.2
60-65 years	8.1
Race	
Han	97.3
Minority	2.7

Table 2-2-1 shows that: ①a total of 1 268 patients were included into the field test; gender (male to female) ratio was 46.4 : 53.6; mean age was (36.43 ± 14.77) years; the largest age group was the 20 - 29 years group, followed by the 40 - 49 years and the 30 - 39 years groups; of these subjects, 97.3% patients was of Han ethnic group; among the minority subjects, the highest percentage belonged to Tibetans and the Yi tribe. In term of age distribution, subjects included into the field test covered all age groups, suggesting the test results were well representative; ② the disease was mainly seen in young and mid-age individuals, with no significant gender variation; ③case recovery rate was up to 96.43%, suggesting subjects participating in this field test were highly compliant. Standardized diagnosis, treatment goal, follow-up visits and arrangement, and consistent laboratory tests should be an important reason for such good compliance, and also a topic of interest in clinical psychiatry. ④In the field test, subjects were mostly of Han ethnic group, and minority subjects accounted for only 2.7%. Such limited data did not allow for analysis on their symptoms, use of medications and compliance, and more data will be collected from future field tests.

1.2 Analysis of age at onset and time from onset to diagnosis

Subjects were divided into typical group (fulfillment of diagnostic criteria listed in ICD-10, with typical features of manic and depressive episodes) and atypical group (non-fulfillment of diagnostic criteria listed in ICD-10, but an overall analysis of its symptom features suggested several evidence pointed to bipolar disorder) . The typical group contained 913 patients, and the atypical group contained 355 patients. Details are shown in Table 2-2-2.

Table 2-2-2 Age, first-episode age and the fixed number of year before confirmed of Bipolar disorder of enrolled subjects

Characteristics	Range	T	P
Age			
Typical group	13-82 years	−1.17	0.24
Atypical group	13-68 years		
First-episode age			
Typical group	8-70 years	−1.48	0.14
Atypical group	8-60 years		
The fixed number of year before confirmed			
Typical group	0.5-480 mouths	4.30	< 0.01
Atypical group	1-444 mouths		

Table 2-2-2 shows that: Among subjects in two groups, subjects of typical group aged between 13 and 82 (36.42 ± 15.25) years; they suffered from the disease for 0.5 - 480 (58.28 ± 95.16) months before diagnosis; subjects of atypical group aged between 13 and 68 (37.66 ± 14.49) years; they suffered from the disease for 1 - 444 (79.43 ± 86.15) months before diagnosis. The groups were compared for age, age at onset, and time span from onset to diagnosis of bipolar disorder. It was found that subjects of typical group covered wider age range as well as wider range of age at onset than those of atypical group; however, there was no statistically significant difference in age or age at onset between groups (T = −1.17, P = 0.24, and T = −1.48, P = 0.14, respectively) . Nonetheless, it took significantly longer mean time to confirm the diagnosis of bipolar disorder for patients of atypical group than for those in typical group (T = 4.30, P < 0.01) .

In clinical practice, there are some misunderstandings on atypical symptoms in bipolar disorder. Clinicians often considered fulfillment of diagnostic criteria as the only rule for recognition of bipolar disorder, or had simplistic understanding on mania and depression (that is, "over joy equals to mania, and feeling bad equals to depression") . As a result, knowledge of bipolar disorder and its atypical symptoms were limited to items in the diagnostic criteria only, and recognition of bipolar disorder was limited to superficial symptoms, and no regard was given to the essence of the disease. The presence of atypical symptoms made current diagnostic criteria all the more confining to clinicians, who would have to go through more trials and errors, or have to wait until both manic and depressive episodes occurred before a correct diagnosis of bipolar disorder could be made. When the patients mainly showed atypical symptoms, it would take longer time, and even decades, before their disease could be confirmed and effective treatment given. Subjects with atypical symptoms included into the field test were only a third of those in typical group, also suggesting inadequate knowledge of atypical symptoms. This proves from another perspective that the recognition of atypical symptoms in bipolar disorder was a challenge in the diagnosis and treatment of bipolar disorder. Therefore, it was essential to conduct field test on features, diagnosis, and treatment of atypical symptoms.

1.3 Distribution and analysis of bipolar disorder and its atypical symptoms across different types

Distribution of typical and atypical symptoms of bipolar disorder across various types was shown Table 2-2-3.

Table 2-2-3 Symptoms distribution of bipolar disorder in typical group

Categories	ICD-10 code	Percentage (%)
Bipolar affective disorder, current episode hypomanic	F31.0	6.93
Bipolar affective disorder, current episode manic without psychotic symptoms	F31.1	21.27
Bipolar affective disorder, current episode manic with psychotic symptoms	F31.2	8.12
Bipolar affective disorder, current episode mild or moderate depression	F31.3	8.72

(continued)

Categories	ICD-10 code	Percentage (%)
Bipolar affective disorder, current episode severe depression without psychotic symptoms	F31.4	2.99
Bipolar affective disorder, current episode severe depression with psychotic symptoms	F31.5	33.45
Bipolar affective disorder, current episode mixed	F31.6	14.58
Bipolar affective disorder, currently in remission	F31.7	3.94

The results suggested that the field test covered all types of symptoms listed in the current diagnostic criteria of bipolar disorder, so that results from the field test were adequately powered, and the field test could fully test treatment efficacy of "triple therapy" in various types of bipolar disorder, as well as comparing different treatment patterns for any possible difference.

When describing atypical symptoms in bipolar disorder, they were named as syndrome and symptom (Table 2-2-4) .

Table 2-2-4 Symptoms distribution of Bipolar disorder in atypical group

Categories	Percentage (%)
Generalized anxiety symptoms	55.20
Psychotic symptoms	14.53
Mixed symptoms	7.51
Sleep symptoms	11.38
Obsessive-compulsive symptom	6.78
Hyperactivity symptom	2.66
Eating symptom	1.21
Retarded symptom	0.73

Results from the field test suggested atypical symptoms did exist in bipolar disorder. In the atypical bipolar disorder group, generalized anxiety symptoms were the most common, accounting for up to 55.20%, followed by psychotic symptoms (14.53%) and sleep-related symptoms (11.38%) . Then there were mixed symptoms (prominent co-existence of generalized anxiety symptoms and psychotic symptoms, 7.51%) , obsessive-compulsive symptoms (6.78%) , hyperactivity symptoms (2.66%) , eating-related symptoms (1.21%) , and obtuseness symptoms (0.73%) . These were the atypical symptoms seen in the test so far, but not an exhaustive list of atypical symptoms. In future field tests, we will continue to recognize and record other atypical symptoms.

The presence of atypical symptoms demonstrated that current diagnostic criteria were not up to the need for diagnosis and recognition of all individuals with the condition, and failed to cover the entire spectrum of bipolar disorder. Clinicians must be fully aware that, if current diagnostic criteria of bipolar disorder was metaphorically seen as a pair of shoes, the feet that could fit into these shoes could be diagnosed with bipolar disorder, but this did not mean only those feet that could fit into these shoes were bipolar disorder, and those that could not were not bipolar disorder. Only extensive analysis and interpretation of the essence of symptoms could lead us to correct diagnosis.

Among tested atypical symptoms, generalized anxiety symptoms accounted for more than 50%, suggesting, like the diagnosis of bipolar disorder, generalized anxiety symptoms also needed to be understood again and from different angles. As described in Chapter 1, the atypical symptom of bipolar disorder characterized by generalized anxiety symptoms showed more agitation and aggression. Psychologically and biologically speaking, exploring homology, transition (inhibition and de-inhibition) and features of anxiety, mania, and depression will be a direction of future work. Thinking from different angles allows for finding the right "shoes" for patients and establishing proper optimal regimen.

Similarly, although psychotic symptoms, obsessive-compulsive symptoms, hyperactivity symptoms, and eating-related symptoms were less common, but they also sent out the same signal and challenged traditional way of thinking. See Chapter 1 for description of characteristics of atypical symptoms in various types.

2. Neuro-endocrine results and analyses

As endocrinological testing was not yet available in some hospitals participating in the field test, a total of 1 115 (87.93%) patients accepted baseline endocrinological tests. In typical group, a total of 824 (73.90%) subjects completed baseline tests; in atypical group a total of 291 (81.97%) subjects completed baseline tests. Reviewing study results obtained in the past decade, it suggested thyroid function played a key role in the pathogenesis of emotional disorders. In clinical practice, thyroid function could be reflected by measurement of various HPT axis parameters. Therefore, analysis of tendency of changes in HPT axis parameters could provide biological information for reference to the recognition and treatment of bipolar disorder, particularly its atypical symptoms.

Normal ranges of HPT axis parameters in the Department of Laboratory Medicine of West China Hospital, Sichuan University were selected as reference ranges. Values below or above these reference ranges were considered abnormality. Normal reference ranges for TSH, FT_3, FT_4, T_3, and T_4 were 0.27 - 4.2mU/L, 3.6 - 7.5pmol/L, 12.0 - 22.0pmol/L, 1.3 - 3.1nmol/L, and 62 - 164 nmol/L, respectively.

2.1 Results of baseline HPT axis parameter testing and analysis in typical and atypical groups

2.1.1 A total of 824 subjects in typical group received testing of HPT axis parameters, and abnormalities in HPT axis parameters were found in 531 subjects, with an incidence of abnormality at

64.44%. Details are shown in Table 2-2-5.

Table 2-2-5 The abnormal state of HPT axis in the typical group

The numder of abnormal HPT axis index	Number (n)	Proportion (%)
One	118	22.22
Two	71	13.37
Three	38	7.16
Four	235	44.26
Five	69	12.99
Total	531	100

In typical group, 64.44% of the subjects had abnormalities in HPT axis parameters, and 64.41% of the subjects had abnormalities in three (3) or more parameters. The results suggested significant tendency of instable thyroid function in patients with bipolar disorder and also confirmed the special role of thyroid function in suggesting emotional disorder, especially in emotional stability.

2.1.2 Testing of HPT axis parameters in subjects of atypical group is detailed in Table 2-2-6. Abnormalities in HPT axis parameters were found in 149 subjects, that is, incidence of abnormality was 51.20%.

Table 2-2-6 The abnormal state of HPT axis in the atypical group

The number of abnormal HPT axis index	Number (n)	Proportion (%)
One	52	34.90
Two	5	3.36
Three	4	2.68
Four	63	42.28
Five	25	16.78
Total	149	100

Of subjects undergoing tests in atypical group, 51.20% had abnormalities in HPT axis parameters, and 61.74% of them had abnormalities in 3 or more parameters. Although absolute value of overall incidence of abnormalities in HPT axis parameters in atypical group was higher than that in atypical group, but no statistically significant difference was noted in chi-square test on constituent ratios between two groups ($P = 0.16$) . In addition, chi-square test was also conducted on constituent ratio of abnormalities in HPT axis parameters between two groups, and still found no statistically significant difference ($P = 0.21$) . Such results suggested patients of atypical group showed similar tendency of abnormalities in thyroid function as those of typical group. Although implications of abnormalities in HPT axis to bipolar disorder had yet to be further explored, the fact that atypical group showed similar tendency to typical group (Figure 2-2-1) provided biological evidence to prove the existence of atypical symptoms or prodromal symptoms in bipolar disorder.

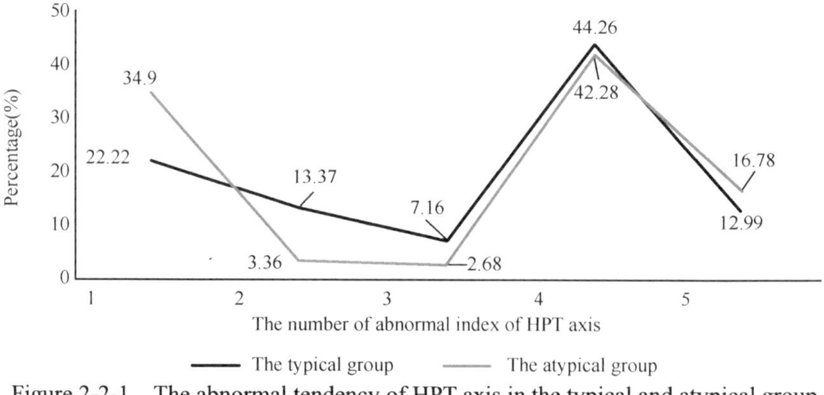

Figure 2-2-1 The abnormal tendency of HPT axis in the typical and atypical group

2.1.3 Comparison and analysis of HPT axis parameters between typical and atypical groups are shown in Table 2-2-7 and Figure 2-2-2.

Table 2-2-7 The comparison of HPT axis index between typical group and atypical group

	Typical group (n=667)	Atypical group (n=154)	P
TSH(mU/L)	3.35±4.33	2.73±1.57	0.05
FT_3(pmol/L)	3.08±1.76	1.72±0.44	**
FT_4(pmol/L)	47.78±63.26	88.63±31.75	**
TT_3(nmol/L)	3.38±1.42	4.78±1.46	**
TT_4(nmol/L)	55.12±62.97	14.74±4.99	**

**P<0.01

Various HPT axis parameters were compared between typical and atypical groups. It was found FT_3 and TT_4 were significantly lower in atypical group as compared to typical group, while FT_4 and TT_3 were significantly higher than typical group. It seemed there was no consistent pattern in the results, but careful further analysis found these 4 parameters showed more significant tendency towards abnormalities (elevation or

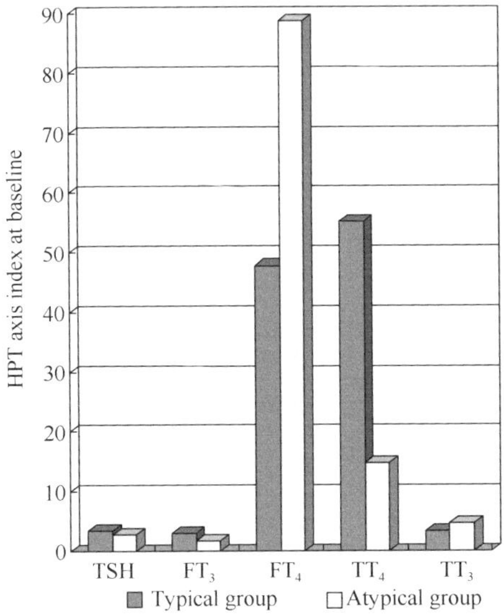

Figure 2-2-2 The comparison of HPT axis index between typical group and atypical group

depression) in atypical group as compared to typical group. In other words, patients with atypical symptoms of bipolar disorder had less stable HPT axis, and were more prone to show abnormalities in various parameters. Such tendency to abnormalities could also be one of the reasons for its atypical symptoms. From psychological perspective, the emergence of symptoms was intended to alleviate inner conflicts, so as to maintain inner balance to the extent possible. Symptoms might be presented as biological changes or psychological symptoms, or both of them. From biological perspective, changes in secretion pattern of 5-HT, DA, and NE reflected disturbance of inner neurological and biological rhythm. The changes in HPT axis parameters revealed disturbance of inner biological rhythm. Such changes preceded typification of symptoms. Therefore, tendency of changes in HPT axis parameters might be used as one of the important markers in recognition and treatment of atypical symptoms in bipolar disorder.

2.2 Analysis of HPT axis parameters during the treatment at week 8

During the treatment at week 8, subjects were divided into normal endocrine group and abnormal endocrine groups based the absence/presence of endocrinological abnormalities (which was defined as abnormality in any parameter of the HPT axis) . The groups were compared for disease severity and treatment efficacy. Results are shown in Table 2-2-8 and Figure 2-2-3.

Table 2-2-8 The comparison of severity of disease, treatment effect at week 8 between normal endocrine group and abnormal endocrine group

	Normal endocrine group(n=574)	Abnormal endocrine group(n=80)	P
Severity of disease	1.89±0.98	1.01±0.00	**
treatment effect	1.48±0.94	1.00±0.00	**

**$P<0.01$.

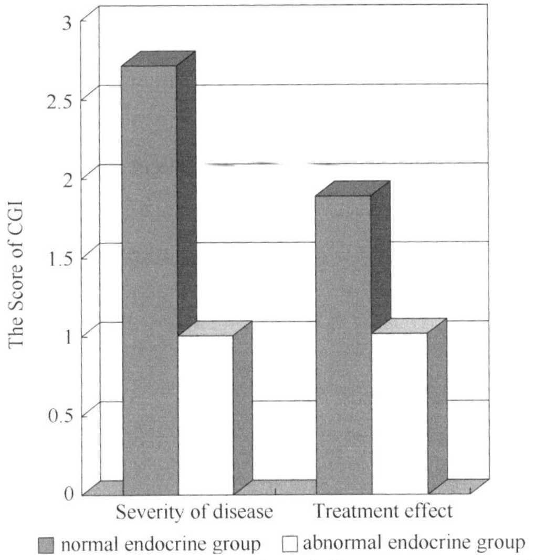

Figure 2-2-3 The comparison of severity of disease, treatment effect at 8 weeks between normal endocrine group and abnormal endocrine group

In the field test, a total of 654 (79.66%) subjects completed endocrinological parameter reexamination. During the treatment at week 8 574 subjects still had abnormality in at least 1 parameter. This subset of patients had significantly higher disease severity and treatment efficacy scores as compared to those with normal endocrine, suggesting, at Week 8 of treatment, subjects who still had abnormal parameters had less treatment efficacy as compared to those with normal endocrine. It also suggested maintenance therapy should be continued.

Tendency of endocrinological changes could provide important clue for reference to the recognition of bipolar disorder and its atypical symptoms, and to the determination of treatment duration, particularly HPT axis parameters. When repeated endocrinological test suggested abnormalities remained, though symptoms had generally disappeared, clinicians could consider prolonging maintenance treatment to achieve better and more solid treatment efficacy. Symptom evaluation in combination with endocrinological testing would help to establish subsequent treatment regimen based on extensive and adequate information. The fact that 574 subjects still had abnormalities in HPT axis parameters after 8 weeks of follow-up suggested that we need to prolong the follow-up period in this subset of patients to obtain more evidence in this regard.

3. Evaluation of clinical treatment efficacy

As already mentioned, though "triple therapy" was recommended, it was neither mandatory nor the only option. In the actual test, the main focus was that clinicians designed their own treatment pattern according to their understanding on standard of care. The ultimate goal was to observe treatment as it was in actual clinical practice, and to generate optimal treatment regimen for bipolar disorder.

According to the principles for treatment efficacy evaluation described earlier, there were two goals in the evaluation of treatment efficacy: firstly, efficacy of "triple therapy"; secondly, any possible difference between "triple therapy" and non-triple regimens in terms of reducing scores rate in symptomatic scale and CGI.

3.1 Evaluation of efficacy of "triple therapy"

Goals of the evaluation: ①Comparison of two important scales (YMRS and MADRS) , clinical symptoms, disease severity, and treatment efficacy with "triple therapy" pattern between baseline (Week 0) and Week 8; ② comparison of treatment efficacy between "triple therapy" and non-triple regimens at Week 8.

3.1.1 Evaluation of efficacy of "triple therapy": efficacy of "triple therapy" was evaluated by comparing scores of two important scales (YMRS and MADRS) before and after treatment. Details are shown in Table 2-2-9 and Table 2-2-10.

Table 2-2-9 The comparison of YMRS total score between baseline and 8 weeks (N=612)

ICD-10 Code	Baseline		8 weeks		P
	mean	standard deviation	mean	standard deviation	
Total	12.81	13.32	3.32	6.13	**
F31.0	20.45	10.63	4.95	6.88	**
F31.1	17.82	13.29	2.34	4.69	**
F31.2	26.38	7.97	5.63	8.30	**
F31.3	14.71	9.84	8.00	6.74	**
F31.4	5.50	5.79	1.07	2.13	0.02
F31.5	3.20	4.74	1.46	4.05	**
F31.6	2.86	4.03	1.95	7.17	0.49
F31.7	3.80	6.53	0.13	0.52	0.36

**Comparing between baseline and 8 weeks, P<0.01.

Table 2-2-10 The comparison of MADRS total score between baseline and 8 weeks (N=612)

ICD-10 Code	Baseline		8 weeks		P
	mean	standard deviation	mean	standard deviation	
Total	17.39	13.09	4.36	6.53	**
F31.0	11.17	13.59	1.48	4.07	**
F31.1	14.41	13.88	1.19	3.47	**
F31.2	8.25	10.82	5.88	7.09	0.34
F31.3	20.06	6.87	10.32	6.56	**
F31.4	8.35	14.02	2.64	4.14	0.16
F31.5	19.07	8.56	5.10	6.09	**
F31.6	29.17	8.87	8.38	7.21	**
F31.7	30.80	8.98	9.33	12.07	**

**Comparing between baseline and 8 weeks, P<0.01.

After receiving treatment with "triple therapy", scores at Week 8 were significantly lowered from baseline, suggesting "triple therapy" was effective.

3.1.2 Evaluation of efficacy of "triple therapy" in atypical group: efficacy with "triple therapy" was evaluated by comparing scores of two important scales (YMRS and MADRS) before and after treatment. Details are shown in Table 2-2-11.

Table 2-2-11 The comparison of YMRS and MADRS total score between baseline and 8 weeks in atypical group (*N*=355)

Group	YMRS				MADRS			
	Baseline		8 weeks		Baseline		8 weeks	
	mean	standard deviation	mean	standard deviation	mean	standard deviation	mean	stand and deviation
Atypical group	5.01	4.85	0.93	1.74	11.21	7.27	2.83	3.54
	T=6.52, *P*=0.000				*T*=8.45, *P*=0.000			

After receiving treatment with "triple therapy", scores at Week 8 were significantly lowered from baseline, suggesting "triple therapy" was clearly effective.

3.1.3 Overall evaluation of clinical efficacy: CGI was used to evaluate clinical efficacy in 2 groups of subjects. Details are shown in Table 2-2-12.

Table 2-2-12 The comparison of CGI score between baseline and 8 weeks in atypical group

Group	Baseline				8 weeks			
	Severity of illness		Total efficacy		Severity of illness		Total efficacy	
	mean	standard deviation	mean	standard deviation	mean	standard deviation	mean	standard deviation
Total	4.38	0.99	0.92	1.30	2.21	0.96	1.57	0.88
Typical	4.35	1.07	1.13	1.34	1.97	0.93	1.48	0.84
Atypical	4.56	0.84	0.09	0.55	2.72	0.73	1.65	0.80

As shown in Table 2-2-12, disease severity and CGI scores were compared between Week 0 (baseline) and Week 8. It suggested, after 8 weeks of treatment, subjects had significantly reduced disease severity ($T = 41.35$, $P < 0.01$) and significantly improved CGI scores ($T = -4.85$,

$P < 0.01$) . In subjects of typical group, disease severity was significantly reduced ($T = 33.32$, $P < 0.01$) and CGI scores significantly improved ($T = -28.29$, $P < 0.01$) . Similarly in subjects of atypical group, disease severity was also significantly reduced ($T = 45.63$, $P < 0.01$) , and CGI scores ($T = -6.34$, $P < 0.01$) significantly improved. These results confirmed "triple therapy" significantly improved symptoms and achieved favorable treatment outcome, whether in typical bipolar disorder or in those with atypical symptoms of bipolar disorder.

3.2 Comparison of efficacy between "triple therapy" and non-triple regimens

According to general standards, treatment efficacy was compared between treatment patterns using reducing scores rate in YMRS score, reducing scores rate in MADRS score, and CGI score. Details are shown in Table 2-2-13.

Table 2-2-13 The comparison of efficacy between "triple therapy" mode and non-triple therapy plan

	"Triple therapy" mode	Non-triple therapy plan
Number (*N*)	967	301
Reduction rate of YMRS	$0.73 \pm 0.44^{**}$	0.58 ± 0.76
Reduction rate of MADRS	$0.75 \pm 0.32^{*}$	0.52 ± 1.47
Total score of CGI	$1.63 \pm 0.87^{**}$	1.42 ± 0.85

**Compared with non-triple therapy plan, $P<0.01$; *Compared with non-triple therapy plan, $P<0.05$.

In maintenance treatment phase, proportion of patients receiving "triple therapy" treatment out of all subjects was 76.3%, significantly higher than those receiving non-triple regimens, more than 3 times higher. Such natural selection suggested "triple therapy" was eventually chosen by clinicians by their own will, and was proven by treatment outcome to be a more effective and rational treatment pattern. At Week 8 of treatment, the 2 treatment patterns showed statistically significant differences in terms of reducing scores rate in YMRS score, reducing scores rate in MADRS score, and CGI score, suggesting "triple therapy" was significantly superior in terms of reducing scores rate in symptom assessment and overall efficacy, making it a more effective optimal treatment pattern. The core of "triple therapy" pattern was multi-dimensional treatment, that is, a treatment that targeted multiple dimensions, including regulating biological rhythm, improving emotional experience, and tackling symptoms. This was also one of the reasons it achieved superior efficacy. Looking at the typical group as a whole, there was no difference in treatment pattern for type I and type II bipolar disorder. This confirmed from another angle that there was no substantial difference between type I and type II. The only difference was in clinical manifestations over a certain period of time. This raised a question as to whether classifying of bipolar disorder in current diagnostic criteria was rational or even necessary.

3.3 Efficacy constituent ratio for non-triple regimens and "triple therapy"

According to universally recognized principles, a reducing scores rate of symptom scales (YMRS and MADRS) of 25% or more was considered response; a reducing scores rate of 50% or more was significant response.

3.3.1 Efficacy constituent ratio of non-triple regimens: at Week 8 of treatment, a total of 301 (23.74%) subjects received treatment with non-triple regimens, including 239 subjects from typical group and 62 subjects from atypical group. Analysis of YMRS and MADRS scores at Week 8 of treatment revealed constituent ratio of no response, response, and significant response for non-triple regimens. Details are shown in Table 2-2-14 and Figure 2-2-4.

Table 2-2-14 The efficacy of non-triple therapy plan at week 8

	Inefficient rate	Effective rate	Significantly effective rate
YMRS	23.16%	23.68%	53.16%
MADRS	10.94%	30.21%	58.85%

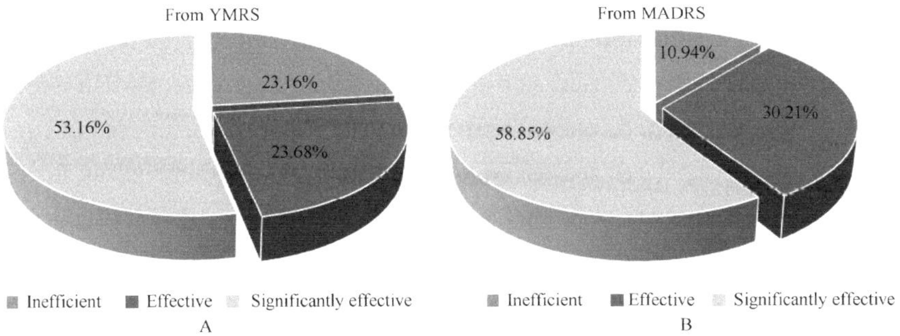

Figure 2-2-4 The composition of treatment effect of non-triple therapy plan at 8 weeks

3.3.2 Efficacy constituent ratio of "triple therapy": analysis of YMRS and MADRS scores at Week 8 of treatment revealed constituent ratio of no response, response, and significant response for all patients receiving "triple therapy". Details are shown in Table 2-2-15 and Figure 2-2-5.

Table 2-2-15 The efficacy of "triple therapy" mode at week 8

	Inefficient rate	Effective rate	Significantly effective rate
YMRS	6.69%	8.79%	84.52%
MADRS	5.39%	11.21%	83.40%

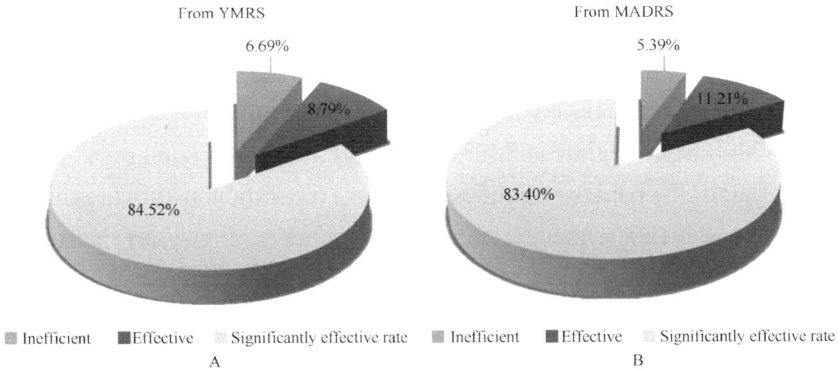

Figure 2-2-5 The composition of treatment effect of "triple therapy" mode at week 8

3.3.3 Comparison and analysis of efficacy constituent ratio between "triple therapy" and non-triple regimens: as far as YMRS score was concerned, constituent ratio of significant response and response at Week 8 was 76.84% for non-triple regimens; as far as MADRS score was concerned, constituent ratio of significant response and response at Week 8 was 89.06% for non-triple regimens. Similarly, as far as YMRS score was concerned, constituent ratio of significant response and response at Week 8 was 93.31% for "triple therapy"; as far as MADRS score was concerned, constituent ratio of significant response and response at Week 8 was 94.61% for "triple therapy". From the perspective of treatment efficacy, more than 90% of patients responded to the treatment. These results showed that non-triple regimens were effective for bipolar disorder. However, chi-square test on efficacy constituent ratio for these 2 treatment patterns suggested: ①as far as YMRS score was concerned, there was statistically significant difference in efficacy constituent ratio between "triple therapy" and non-triple regimens ($\chi^2 = 95.93$, $P < 0.01$) ; ②as far as MADRS score was concerned, there was statistically significant difference in efficacy constituent ratio between "triple therapy" and non-triple regimens ($\chi^2 = 60.44$, $P < 0.01$) ; Analysis of constituent ratio suggested "triple therapy" had higher effective rate than non-triple regimens. Moreover, analysis of individual cases found eight (8) patients out of all subjects receiving non-triple regimens presented a reducing rate in YMRS score equivalent to significant response at Week 8 of treatment, and at the same time, a negative reducing rate in MADRS score; another seven (7) patients had a reducing rate in MADRS score equivalent to significant response at Week 8 of treatment, and yet at the same time, had a negative reducing rate in YMRS score. Such individual outcome suggested significant fluctuations in conditions of subjects receiving non-triple regimens, while this was not seen in subjects receiving "triple therapy". Treatment patterns that targeted only one pole (either manic symptoms or depressive symptoms) could trigger sudden turn from one emotional state to another. "Triple therapy" not only provided superior efficacy, but also covered both manic and depressive phases at the same time. It was clearly superior in controlling both poles of bipolar disorder, and was an optimal treatment pattern that merited widespread use.

Section 3 Specific Optimal Regimens of "Triple Therapy" During the Treatment

Results described in Section 2 suggested "triple therapy" showed clear advantages over non-triple regimens in the treatment of both typical bipolar disorder and atypical symptoms in bipolar disorder. Therefore, it was of important clinical value to further summarize and calculate specific constituent ratio of various "triple therapy" regimens in the field test. The so-called specific constituent ratio mainly referred to frequency of use of the 3 categories of medications at Week 8 of treatment. It should be noted that a drug was presented as generic name when multiple drug formulations manufactured by a good number of companies were used in the test, and as brand name if drug formulation actually used was manufactured by one single company.

1. General ranking of frequency of use of the 3 categories of medications used in the treatment

Based on results of treatment efficacy evaluation at Week 8 of treatment, data from patients with a reducing rate of 25% or more were included into the analysis. Mood stabilizers, anti-depressants, and atypical antipsychotic drugs were listed by frequency of use, and flagged with dose ranges. Details are shown in Table 2-3-1, Table 2-3-2, and Table2-3-3.

Table 2-3-1 Ranking for frequency of mood stabilizer in effective and significantly effective case at week 8

Rank	Name	Dosage (mg/day)
1	Lamotrigine	25-350
2	Depakin	250-1500
3	Lithium	250-1500

Comment: a survey among clinicians found all clinicians participating in the field test believed Lithium was a mood stabilizer with established efficacy. However, given its adverse effects, especially the fact that its therapeutic dose was very close to its toxic dose along with its impact on thyroid function, clinicians tended to be very cautious when using Lithium. This should be an important reason why Lithium use was relatively infrequent. Statistical results suggested awareness to implement the principle of "non-maleficence" in clinical treatment was getting ever stronger in China.

Table 2-3-2 Ranking for frequency of antidepressants in effective and significantly effective case at week 8

Rank	Name	Dosage (mg/day)
1	Prozac	10-60
2	Venlafaxine	37.5-300
3	Seroxat	10-60
4	Cymbalta	20-120
	Zoloft	25-150
5	Escitalopram	5-30

Comment: Prozac was the most frequently used drug in the treatment. This was most probably related to its minimal risk for "turning into mania". However, Seroxat, Zoloft, and Escitalopram were also frequently used by clinicians in the field test. The use of these medications was vivid example of the art of treatment. SSRIs were associated with substantial risk for agitation or mania. When patients had been in depressive state for an extended period of time, painful experience haunted the patients, who tended to be at high risk for suicide. At this point, the clever use of SSRIs' "adverse effects" could significantly improve patient's emotional depression, particular improving patient's painful experience, so as to reduce the risk for suicide. With accurate prediction of possible agitation or mania and its severity, and with flexible and reasonable control of anti-depressant dose, emotional fluctuation could be better managed to maintain stable emotion for the patients.

Table 2-3-3 Ranking for frequency of atypical antipsychotic drugs in effective and significantly effective case at week 8

Rank	Name	Dosage (mg/day)
1	Seroquel	25-800
2	Olanzapine	1.25-25
3	Clozapine	12.5-300
4	Zeldox	40-120
5	Risperidone	1-4
6	Aripiprazole	2.5-30

Comment: Originally Clozapine and Risperidone were not included as recommended drugs. Still, clinicians chose to use them during the field test. This demonstrated the field test used actual medical action as the basis of data statistics. In addition, data suggested these 2 drugs also acted to stabilize thyroid functions, and therefore also fulfilled criteria for mood stabilizers defined in this consensus.

2. Ranking for frequency of the 3 categories of medications used in different emotional state and age

To further refine the use of medications, medications at Week 8 of treatment were further analyzed by the most basic features of subjects, emotional state and age. Based on YMRS and MADRS scores at the time of inclusion, patients with typical bipolar disorder were assigned to depressive state dominant or manic state dominant. All patients were assigned to one of these age groups: ≤18 years; 19 - 59 years, and ≥ 60 years. Frequency of medication use was calculated for these age groups. Details are shown in Table 2-3-4, Table 2-3-5, and Table 2-3-6. Should more data be obtained in the future, frequency of medication use would be analyzed by more clinical features of subjects.

2.1 Ranking for frequency of the 3 categories of medications used in different emotional state

When patients with bipolar disorder were in different poles of emotional state, clinicians participating in the field test could choose different mood stabilizers. Frequency of anti-depressants and atypical antipsychotic drugs and overall order of frequency were not significantly different, and were thus not described with details.

Frequency of mood stabilizers listed by emotional state: well-established scales YMRS and MADRS were used to evaluate patients' emotional level, and patients were grouped based on baseline data. For YMRS, there was a practically defined reference point, a total score ≥ 20 points. Thus 20-point was selected as a cut-off point. All patients who fulfilled this criterion were included into observation group, that is, subjects who mainly presented with symptoms of manic phase at the time of inclusion were included as a group. Frequency of mood stabilizers used in patients in manic phase group who presented response or significant response at

Week 8 of treatment is shown in Table 2-3-4 in descending order. A MADRS score ≥ 22 points suggested patients had moderate to severe depression, thus 22-point was selected as a cut-off point, and patients who fulfilled this criterion were assigned into observation group, that is, subjects who mainly presented symptoms of depressive phase at the time of inclusion were included as a group. General ranking of frequency of mood stabilizers used in patients of this group who presented response or significant response at Week 8 of treatment is shown in Table 2-3-5.

Table 2-3-4 Ranking for frequency of mood stabilizer in effective and significantly effective case at week 8 when patients were manic at baseline

Rank	Drug	Dosage (mg/day)
1	Depakin	250-1500
2	Lithium	250-1500
3	Lamotrigine	25-200

Table 2-3-5 Ranking for frequency of mood stabilizer in effective and significantly effective case at week 8 when patients were depression at baseline

Rank	Drug	Dosage (mg/day)
1	Lamotrigine	25-250
2	Depakin	250-1500
3	Lithium	375-1500

Above data suggested the choice of mood stabilizers varied with syndrome (depressive phase or manic phase) at the time patients sought medical attention. Previous data suggested choice of mood stabilizers varied between type Ⅰ and type Ⅱ bipolar disorder; Depakin was more suitable for the former type, while Lamotrigine was more suitable for the latter one. Results from this test suggested overall there was no substantial difference in choice of treatment pattern and medication between type Ⅰ and type Ⅱ bipolar disorder. Therefore, results from this test should be indicating choice of mood stabilizers was based on emotional syndrome at the time patients sought medical attention.

2.2 Ranking of frequency of medications used in different age group

Type of medication and dose might vary with age groups. Therefore, all subjects were assigned these three age groups: ≤ 18 years; 19 - 59 years, and ≥ 60 years. Table 2-3-6 shows frequency of medications in different drug combinations in patients of all the age groups who received treatment with "triple therapy".

Table 2-3-6 Ranking for frequency of drugs in "Triple therapy" mode in effective and significantly effective case at week 8 in different age groups

Group	Rank	Mood stabilizer	Antidepressant	Atypical antipsychotic
≤18 Years	1	Depakin (250-1500mg) Lamotrigine (12.5-150mg)	Prozac (10-40mg)	Seroquel (25-500mg)
	2	Lithium (250-1500mg)	Seroxat (10-40mg)	Olanzapine (2.5-20mg)
	3		Venlafaxine (75-225mg)	Aripiprazole (5-30mg)
	4			Clozapine (12.5-100mg)
19-59Years	1	Lamotrigine (25-300mg)	Prozac (10-60mg)	Seroquel (25-800mg)
	2	Depakin (250-1500mg)	Venlafaxine (75-300mg)	Olanzapine (1.25-25mg)
	3	Lithium (250-1500mg)	Seroxat (10-60mg)	Clozapine (12.5-275mg)
	4			Ziprasidone Hydrochloride capsules (40-80mg)
≥60 Years	1	Depakin (250-1500mg)	Prozac (10-50mg) Seroxat (10-60mg)	Seroquel (25-800mg)
	2	Lamotrigine (25-250mg)	Venlafaxine (75-225mg)	Olanzapine (2.5-20mg)
	3	Lithium (375-1000mg)	Zoloft (50-150mg)	

Above data suggested choice of drugs and dose did vary with age groups. Depakin was a preferred choice as the pivot of "triple therapy"for adolescents, children, and the elderly patients, while Lamictal was a preferred choice as the pivot for middle-age and young adults. With regard to anti-depressants, Prozac remained the first choice, followed by Venlafaxine and Seroxat. With regard to atypical antipsychotic drugs, preferred choices were Seroquel and Olanzapine. Other drugs were relatively less frequently used, and were thus not listed. Such order of frequency might be related to the following factors: for example, habitual drug choice of the clinicians participating in the field test; differences in manifestations of manic syndrome and depressive syndrome across different age groups; safety of drugs in the elderly, adolescents, and children; and the clever use of "side effects" of different drugs. To provide more information for reference, frequency of various drug combinations in patients using "triple therapy" was also listed by age group. Details are shown below.

2.2.1 Frequency of optimal regimens in the age group of ≤ 18 years: see Table 2-3-6 for dose ranges of the drugs above.

(1) Depakin+ Seroxat+ Seroquel/Olanzapine;

(2) Lamotrigine+ Venlafaxine+ Olanzapine.

2.2.2 Frequency of optimal regimens in the age group of 19 - 59 years: see Table 2-3-6 for dose ranges of the drugs above.

(1) Lamotrigine+ Prozac/Venlafaxine+ Seroquel/Olanzapine;

(2) Depakin+ Venlafaxine/Seroxat+ Seroquel/Olanzapine.

2.2.3 Frequency of optimal regimens in the age group of ≥ 60 years: see Table 2-3-6 for dose ranges of the drugs above.

(1) Depakin+ Seroxat+ Seroquel;

(2) Lamotrigine+ Escitalopram+ Clozapine.

As these combinations were proven effective in a large sample, they provided evidence for reference to clinical practice, and at the same time, became important basis for further field test.

3. Ranking of frequency of optimal "triple therapy" regimens for atypical symptoms

A total of 10 atypical symptoms as classified into 4 categories were mentioned earlier. In the field test, eight (8) atypical symptoms were tested, including generalized anxiety symptoms, psychotic symptoms, mixed symptoms, sleep-related symptoms, obsessive-compulsive symptoms, hyperactivity symptoms, eating-related symptoms, and obtuse symptoms. The frequency of optimal "triple therapy" regimens for these atypical symptoms tested was hereby calculated. Frequency of medications and regimens was calculated in subjects who presented response (a reducing rate in score of 25% or more) at Week 8 of treatment.

3.1 Atypical symptoms characterized by anxiety symptoms

This was the most common atypical symptom (228 patients) in the field test. In this subset of subjects, the most frequently used optimal regimens were:

(1) Lamotrigine (75-250mg) +Seroxat (20-40mg) /Venlafaxine (75-225mg) + Seroquel (25-400mg) /Olanzapine (2.5-25mg) ;

(2) Depakin (250-1500mg) +Prozac (10-30mg) /Venlafaxine (75-225mg)+ Seroquel (25-400mg) /Olanzapine (2.5-15mg).

3.2 Atypical symptoms characterized by psychotic symptoms

This was the second most frequent atypical symptoms (60 patients) in the field test. In this subset of subjects, the most frequently used optimal regimens were:

(1) Lamotrigine (75-250mg) +Prozac (10-40mg) /Venlafaxine (75-225mg) + Seroquel (50-200mg) /Olanzapine (2.5-15mg) ;

(2) Depakin (250-1500mg) +Prozac (10-40mg) /Zoloft (50-150mg) +Seroquel (50-200mg) /Olanzapine (2.5-15mg).

3.3 Atypical symptoms characterized by mixed symptoms

This group of symptoms was defined as the presence of two or more types of symptoms described above, for example, both anxiety symptoms and psychotic symptoms were prominent. This group of symptoms was noted in a total of 31 patients. In this subset of subjects, the most frequently used optimal regimens were:

(1) Lamotrigine (25-150mg) +Prozac (10-40mg) +Olanzapine (1.25-15mg) ;

(2) Depakin (500-1000mg) +Prozac (10-40mg) +Olanzapine (1.25-15mg).

3.4 Atypical symptoms characterized by sleep related symptoms

This group of symptoms was noted in a total of 47 patients. In this subset of subjects, the most frequently used optimal regimens were: Lamotrigine (25-150mg) +Prozac (10-40mg) /Seroxat (10-40mg) + Clozapine (75-275) /Olanzapine (1.25-15mg).

3.5 Atypical symptoms characterized by obsessive-compulsive symptom

This group of symptoms was noted in a total of 28 patients. In this subset of subjects, the most frequently used optimal regimens were:

(1) Lamot-rigine (75-300mg)+Venlafaxine (75-150mg)+Olanzapine (2.5mg);

(2) Depakin (500-1000mg) +Zoloft (50-150mg) +Olanzapine (2.5-10mg);

3.6 Atypical symptoms characterized by hyperactivity symptoms

This group of symptoms was noted in a total of 11 patients. In this subset of subjects, the most frequently used optimal regimens were: Lamotrigine (75-150mg) +Zoloft (50mg) +Olanzapine (2.5mg).

3.7 Atypical symptoms characterized by eating-related symptoms

This group of symptoms was noted in a total of 5 patients. In this subset of subjects, the most frequently used optimal regimens were: Lamotrigine (50-150mg) +Escitalopram (10-20mg) +Seroquel (25mg).

3.8 Atypical symptoms characterized by obtuse symptoms

This group of symptoms was noted in a total of 3 patients. In his subset of subjects, the most frequently used optimal regimens were: Depakin (500-1500mg) +Zoloft (50-100mg) +Seroquel (50mg).

4 Further clarifications

4.1 As described earlier, results from the field test confirmed "triple therapy" was more effective, standardized, and well understood by the medical community in treatment of bipolar disorder as compared to non-triple regimens. Therefore, it merited advocating and further studies to accumulate more experience. One of the participating tertiary hospital - the Third Hospital of Mianyang started to implement "triple therapy" pattern in 2014. By 2015, the pattern was basically applied to all cases. A survey was conducted on average hospital stay and patient satisfaction in patients with bipolar disorder over the past few years in the hospital. It suggested patient satisfaction increased from about 60% in 2013, to less than 70% in 2014, and to over 80% in 2015; average hospital stay was reduced from 18 days in 2013, to 16 days in 2014, and then to 14 days in 2015. This set of local data evidenced the fact that using "triple therapy" in bipolar disorder was more standardized, rational, and well understood by the medical community.

4.2 In the multi-center test over the past 2 years, "triple therapy", which included a mood stabilizer as the pivot and anti-depressant and atypical antipsychotic drug as the "wings", was used in treatment of more than 1 000 patients, no adverse events such as suicidal impulse were noted in these patients. As for the turn from depressive phase into manic phase or from manic phase into depressive phase, no significant difference was noted between "triple therapy" group and non-triple group. As a matter of fact, the field test did not focus on emotional and condition fluctuations during treatment, and overall efficacy evaluation at Week 8 of treatment seemed adequately elucidating.

4.3 From the frequency of specific medications in "triple therapy" for typical bipolar disorder and atypical symptoms, the core of "triple therapy" was mood stabilizer, while the use of the other two categories of medications could depend on a good number of factors, such as patient's individual condition, age, gender, and clinician's habitual drug choice, etc. Therefore, the relationship between the use of specific mood stabilizer and specific clinical features would have to be further studied, with constant efforts to accumulate clinical experience. In addition, individualized combinations for individual cases with certain feature symptoms should be further explored in clinical practice.

4.4 Explanation on treatment duration. Data of some patients who were followed-up after 8 weeks in the field test. In summary, the following were observed: ①for both triple therapy group and non-triple regimen group, overall response rate (response + significant response) fluctuated or increased in 12 - 16 weeks; after 16 weeks, there was no longer significant change in response rate or significant response rate. ②Currently, 126 patients with typical bipolar disorder had completed one-year follow-up. The follow-up mainly contained symptoms evaluation and efficacy evaluation. All these 126 patients had significant response to "triple therapy". Of these patients, 16 had mania-dominant symptoms at the time of inclusion into the field test, and 110 had depression-dominant symptoms at the time of inclusion into the field test. By follow-up visit at Week 12, their treatment regimen was adjusted to maintenance therapy with mood stabilizer alone (that is, using Lithium carbonate, or Depakine, or Lamictal monotherapy). By follow-up visit at Week 24, a total of four (4) subjects (3.17%) had fluctuation of condition.

One (1) of these subjects turned from mania to depression, and three (3) had re-appearance of previous depressive symptoms. None of these 4 patients fulfilled criteria for recurrence. By follow-up visit at Week 48, 12 subjects (9.52%) had fluctuation of condition. Eleven (11) patients had re-appearance of depressive symptoms, and one (1) patient had re-appearance of manic symptoms. Subjects with fluctuations had lower symptomatic scale scores as compared with those at inclusion. Two (2) subjects (0.01%) fulfilled criteria for "recurrence". Therefore, from patients receiving follow-up, overall response (response + significant response) rate was > 90% at Week 12 of the treatment; at Week 24 of the treatment, disease stable rate was 96.83%; at Week 48 of the treatment, incidence of disease fluctuation was 9.52%, and recurrent rate was 0.01%. From these primary follow-up data, the following advices were generated:

(1) Acute treatment phase was generally 12 - 24 weeks;

(2) Maintenance treatment phase was also generally 12 - 24 weeks;

(3) Except for especial circumstance, it was suggested that monotherapy should be used in maintenance treatment. Choice of medication for maintenance phase should be the same mood stabilizer used in acute phase, or the atypical antipsychotic drug with mood stabilizing effect used in acute phase.

Concluding from the 3 points above, from the results of this test, duration of clinical treatment for bipolar disorder was generally 6 - 12 months.

4.5 In case of the following condition, "indefinite duration" maintenance therapy may be considered. The "indefinite duration" maintenance therapy as in this setting was defined as the use of "triple therapy" regimen or mood stabilizer monotherapy for 2 years or even a life time.

(1) Residual symptoms;

(2) Symptoms had generally disappeared, but abnormalities in endocrine parameters remained, particularly abnormalities in HPT axis parameters;

(3) Symptoms had generally disappeared, but abnormalities in relevant functional image parameters remained;

(4) Symptoms had generally disappeared, but abnormalities in cognitive schema or cognitive content remained;

(5) Symptoms had generally disappeared, but there was significantly adverse cultural or natural environment that could trigger the onset of symptoms;

(6) Three (3) or more episodes in the past even after standardized treatment.

Due to inadequate follow-up duration and limited number of cases, these were some primary advices proposed by the study team based on clinical experience and observations made in individual cases.

5. Ranking of adverse effects associated with recommended regimens

Analysis of overall data from the field test found no adverse effect that was more significantly associated with a certain single drug. After Week 8 of treatment, reported adverse effects listed in descending order were constipation (32 patients) , dry mouth (28 patients) , somnolence (16 patients) , akathisia (12 patients) , skin rash (9 patients) , blurry vision (8 patients) , weight gain (6 patients) , and dizziness (5 patients) .

Hereunder specific triple regimens associated with highly frequent adverse effects were listed:

(1) Constipation: Lamotrigine+ Prozac+ Seroquel;

(2) Dry mouth: Lithium/Lamotrigine+ Prozac+ Seroquel;

(3) Somnolence: Lithium+ Venlafaxine+ Seroquel; Lamotrigine+ Seroxat+ Olanzapine/Clozapine;

(4) Akathisia: Lithium/Lamotrigine+ Prozac+ Seroquel;

(5) Skin rash: Lamotrigine+ Prozac/Venlafaxine+ Seroquel;

(6) Blurry vision: Lamotrigine+ Prozac+ Seroquel;

(7) Weight gain: mostly seen in regimens containing Clozapine and Olanzapine;

(8) Dizziness: mostly seen in regimens containing Seroquel.

In clinical observation, the adverse effects described above had not significantly impacted individual social function or induced emergent or critical health condition. Therefore, overall the recommended regimens had been proven to be safe. Moreover, the choice of treatment regimen was dependent on clinician's overall evaluation on individual patient as well as therapeutic goals.

Section 4 Case Sharing

Case 1 Sleep related symptoms

A 27 year-old female patient got hospitalized for suffering from chronic insomnia. Nine months ago, she started to have trouble falling asleep. She had to wait a long time in bed and, even then, her sleep was really light. She could generally only sleep 3 or 4 hours a night, and sometimes even less. In the daytime, she was full of energy and very active at work—even overactive. She was always energetic and talking loud. But palpitations and dysphoria occurred at night, hence her poor-quality sleep. Thinking about this problem made her feel kind of down and led her to fear going to bed. After 3 months, she went to consult doctors. She got prescribed a standard anti-anxiety treatment and some sleeping pills, which helped her sleep better at first, but the effect only lasted 3 or 5 days. The use of sleeping pills alone was useless, so the patient was still complaining that she couldn't fall asleep, "always in bed with eyes opened", "useless", "feel anxious while thinking about my sleeping problems", and so on. Considering the poor effect of the treatment, we tried to readjust it. She was treated with "triple therapy": lamotrigine (70-150mg) +fluoxetine (10mg) +olanzapine (2.5-10mg) . The patient's condition improved after 2 weeks, she could finally sleep well and her mood was stable. When talking about the past few months, she said "it's incredible, I can't be that energetic when I'm normal", "now I don't worry about sleeping, it's the best time of this year, and it's better and better."

Lab testing results: Baseline: PTC-8: 323.30nmol/L, ACTH: 27.70ng/L; TSH : 2.330mU/L; T_3: 1.18nmol/L↓; FT_3: 3.20pmol/L↓ ; T_4: 100.6nmol/L ; FT_4: 16.70 pmol/l; LH: 7.5mIU/ml; FSH: 4.8 mIU/ml; PRL: 16.74ng/ml; E2 : 13.78 pg/ml; P: 0.13ng/ml↓. After 6 months of "triple therapy": PTC-8: 348.80nmol/L; ACTH: 24.54ng/L; TSH: 2.842mU/L; T_3: 1.86nmol/L; FT_3: 3.84pmol/L; T_4: 108.4nmol/L; FT_4: 18.60 pmol/L; LH: 7.1mIU/ml; FSH: 5.1mIU/ml; PRL: 18.64ng/ml ; E2 : 14.28 pg/ml; P: 0.21ng/ml.

Treatment experience: Compared to pure insomnia, anxiety sleeping disturbance and depression sleeping disturbance, this patient's problem was having trouble to fall asleep, and presented following features: insomnia didn't cause inhibition such as decreasing energy, fatigue, body discomfort and so on. On the contrary, she was full of energy. So the sleep disorder of this patient should be interpreted as reducing demand for sleep, a symptom of manic episode. At the same time, her HPT axis has been instable, and was recovered after treated by "triple therapy", the effect was good and sustainable. Therefore, when talking about a patient with a history of "not sleeping well", we should not only think about anxiety, depression or insomnia, but also consider the possibility of bipolar disorder and look at the case with a wider perspective which includes the patient's general condition, social function and neuroendocrine index.

Case 2 The symptoms concerned ADHD

Li is a 14 years old boy, who was admitted to the hospital due to low concentration and hyperactivity. 5 years ago, he started to present with numerous excited behaviors such as absent-minded during class time, playing with pen and eraser, and even walking around without permission. After class, he liked provoking classmates, running and making noise. He always could not focus on his homework and often dropped it half way. He hardly ever finished his homework on time, but the homework he finished was of good quality. He was so careless that his textbooks and stationary were always missing. While his parents were talking, he couldn't help himself interrupting them and talking loudly. While playing with his friends, he did dangerous things like climbing small hills and jumping off from high. He was often mad at small things and even involved in physical altercations. Because of those above, he didn't do well on study. For 3 years he had been consulting Pediatrics and psychiatrists, and was diagnosed as ADHD. Although he was given the drugs such as Ritalin 18mg per day, Fluoxetine 5mg per day, his situation hadn't been improved. What's worse, he showed more instable mood. The boy grew well as average, his language performance was similar as his peers and his fine movements were good as well. He can help his parents do some tiny housework and answer questions properly. His IQ score is 95. Probably 2 years ago, we re-evaluated his symptoms and adjusted his treatment plan as following: lamotrigin 100mg per day + olanzapine 7.5mg per day, fluoxetine 10mg per day. After 2 months, he could focus on his study gradually, got higher score at school, and his mood became stable. After 4 months, we started to use lamotrigin alone for a year, now he can study peacefully in his last year of middle school.

Lab testing results:

Before the treatment: FT_3: 6.8pmol/L; FT_4: 19.14pmol/L; T_3:3.6nmol/L↑; T_4: 131.2nmol/L; TSH: 1.35mU/L; ACTH: 8.48ng/L; PTC-8: 239.8nmol/L。

After receiving "triple therapy" plan for 3 months, all the lab result above became normal.

Treatment experience: For children and adolescence, two possibilities should be considered if they presented with hyperactivity: one is the symptom of ADHD, another is the atypical symptom of bipolar disorder. To differentiate those two possibilities, we have to notice the character of the attention deficit, which lies on the stability of attention, the strain of attention or the distribution of attention. In this case, although the boy showed non-stop moving, he could deal with small tasks and answer questions, so his attention deficit should be interpreted as distractibility. On top of it, his mood was irritable. Besides, his growth was normal, his language performance and fine movements good, and his IQ is in the normal range as well. The neuro endocrine testing results showed his HPT axis was not stable. All the factors above helped us to judge if a hyperactivity symptom is a sign of ADHD or atypical symptom of bipolar disorder.

Case 3 Depression with psychotic symptoms

A 21-year-old girl called Deng came to our department because of 2 year's low emotion with hallucination. 2 years ago, the patient gradually felt low emotion without reasons. She didn't go to school, lost interests in his life and study, and always lied in bed without motivation. What's more, she described that she could hear voice always speaking to her no matter where she was. Those voice sometimes were familiar, and sometimes were strange, but the contents were always negative, such as saying that she was so lazy as a "slob" or didn't study well. Those symptoms lasted for 1 month before she came to hospital. She was diagnosed as "depression" and treated with fluoxetine combining risperdal. After 1 month, his emotion and motivation improved, but it had not reach a normal level. During this time, she could still heard the voice, but the frequency had decreased. Even if we changed antipsychotic drugs, the voice couldn't totally disappear. When she came to our department, we gave hime lamotrigine 50mg tid, fluoxetine 20mg qd, and olanzapine 5mg qn for 4 weeks, and the patient's hallucinations disappeared completely. After continuing "triple-drug therapeutic schedule" for 8 weeks, his mood had returned to normal.

Lab test result: FT_3: 4.74mU/L; FT_4: 12.51mU/L; T_3:1.81mU/L; T_4: 79.46mU/L; TSH: 6.4mU/L↑; ACTH: 40.39pmol/L; PTC-8:564.7nmol/L.

Treatment experience: After 3 months of therapy, these indicators are in normal range. Healer's analysis: The main problem of this patient is emotional symptom. He was diagnosed as "depression" and atypical antipsychotics were used based on psychotic symptoms. Unfortunately, the outcome is not satisfactory that both emotion and psychotic symptoms couldn't improve completely. Meanwhile, endocrine results showed his HPT axis was unstable. In fact, we get perfect treatment by using "triple-drug therapeutic schedule", namely, "mood stabilizer + antidepressants + atypical antipsychotics". Above all, we suggest that when a patient comes to the hospital with depression syndrome and obvious psychotic symptom, it's better to consider the atypical symptoms of bipolar disorder.

Case 4 Anxiety symptom case

Ms. Deng is a 48 years old teacher who came to the hospital due to repeated agitation and palpitation. 5 years ago, she started to argue with family members quite often. She complained a lot about her daughter's business and small things at home. She became very agitated, and suffered from paroxysmal palpitation as well as upset stomach. She was restless with anxiety and only walking around could make her calm down. She also suffered from insomnia even though she didn't feel tired at all in the daytime.

She chose herself to be hospitalized. At first, she was diagnosed as "Generalized Anxiety Disorder". She was given the standard anti-anxiety treatment: paroxetine 20-40mg per day, clonazepam 1mg tid. After taking this treatment, her palpitation and stomach disorder got better, but agitation and irritability remained. After 7 days of hospitalization, this patient started to be talkative. She even bought presents for strangers, saying that she has a rich son who can afford anything. Her final diagnose was "Bipolar disorder" accompanied with anxiety. We adjusted her treatment plan: paroxetine 10mg qd, quetiapine 500mg qn, lamotrigine 150mg per day. Following this treatment for one month, she recovered gradually, could get on well with others and work peacefully.

Lab testing result: Her first Thyroid function test shows FT_3: 7.23pmol/L, T_3: 1.09μg/L↓, FT_4: 18.42pmol/L, T_4: 85.78μg/L, TSH: 1.070mIU/L. 3 month after receiving the "triple therapy", her Thyroid function stays in normal level.

Treatment experience: To analyze the symptomatology, this patient's anxiety has more agitation and restless, and less catastrophic thoughts and self-concern. Plus her instable HPT axis, we should be cautious to the possibility of atypical symptom of bipolar disorder. In this case, symptoms developing as the typical mania episode made it clear to us of how to diagnose and treat it. But if we meet some patients who don't have typical mania or depressive symptom, but had already showed some atypical symptoms above, and anti-anxiety treatment didn't take effect, bipolar disorder should be considered. Her thyroid function before and after the treatment indicate that those who suffer from atypical symptoms of bipolar disorder may have an instable function of HPT axis. The HPT axis function test may be an important evidence of guiding diagnosis and treatment. To interpret the atypical symptom, the key is to characterize the symptom thoroughly and synthetically.

Case 5 Obsessive-compulsive symptom

Wang was a 38-year-old married man with main complaint of sorting the clothes over and over again for 5 years. Five years ago, the patient began to appear to arrange the things of home again and again, which must be placed according to his own will. If there was a tiny mistake or the process was interrupted, he would must arrange them again. He also known that it was not necessary, but he could not control himself and arranged the things less than 1 hour at a time, for 2-3 hours sometimes. Then, those behaviors gradually increased, such as checking doors and Windows several times before asleep, or repeat opening or locking door before going out. Therefore, some important affairs were delayed. Those symptoms had been bothering him a lot and made him feel painful sometimes. He considered life was meaningless, even tried to suicide like cutting his wrists which were failed. Sometimes, he was irritable, and angry with his family. He always felt tried and dizziness in the daytime because of poor sleep and early awaking at night. He could only sleep 3 hours and couldn't fall asleep after waking every night. Then, he went to hospital and was diagnosed with obsessive-compulsive disorder (OCD) . He received standard treatment for OCD (clomipramine, paroxetine) , but the treatments were useless. In the process, the patient had suddenly became "felling happy". Then his activities increased. He gone to shopping, talked more, and was irritability. Considering the poor effect of the treatment and above symptoms, we tried to readjust it. He was treated with "triple therapy" mode: paroxetine 10-40mg/d, olanzapine 2.5-5mg/d, valproate sodium 400mg/d. The patient's obsessive-compulsive symptom disappeared, mood improved obviously, and work efficiency increased significantly. After the maintenance treatment for one year, the patient began to gradually reduce the dosage under the guidance of his doctor. In the process of reduction, he had suddenly became exciting and hyper-talkative, spent money like water, and bought many useless things again. After received the triple therapy treatment, the patient's emotion gradually tended to stable, and continued maintenance treatment.

Lab testing results:

First testing: TSH: 2.4mU/L; T_3: 1.85nmol/L; FT_3: 8.90pmol/L↑; T_4: 176.70nmol/L↑; FT_4: 15.67pmol/L; PTC-8: 439.9nmol/L; ACTH: 19.16ng/L. After 2 years, the above indexes reexamined were not obviously abnormal.

Treatment experience: Before the typical manic symptom appeared, the main symptoms of the patient were obsessive-compulsive symptom and sleep disorder. The characteristics of the patient's obsessive-compulsive symptoms were as follow: ①he had agitation symptom; ②he had obvious suicide idea; ③the effect of antianxiety treatment was poor; ④indexes of HPT axes were abnormal as well. It is suggested that there would be a possibility of bipolar disorder for the patients with similar characteristics. Combined with clinical history, this patient had a typical phase of manic episode. If the obsessive-compulsive symptoms of the patient were correspondingly understood as "depression", then the treatment of bipolar disorder for the patients with similar characteristics should also be considered, even if manic syndromes wouldn't appear.

Case 6 Depression associated with obsessive-compulsive symptoms

Peng was a 33-year-old woman with main complains of "uncontrollable think things and had negative perceptions for 10 months". 10 months ago, she began to uncontrollably think things with no obvious incentive, majority of which were evil. For example, when she saw a strange child, she would think "why don't you go die", "I want to kill him" and so on. When she saw someone she didn't like, she can't help but wanted to scold him. She realized those thoughts was not normal, but it is difficult to avoid these "evil things". With suffering, she experienced increased irritability and restlessness. Living a hopeless and helpless life, she felt depressed and repeated suicidal ideation several times like jumping or slitting wrist, but no action. She also reported poor sleep quality including difficulty falling asleep, involuntarily thought a lot of things as long as the eyes closed. After visited a local hospital, she was given seroxat, clomipramine, clonazepam and other drugs for antianxiety and treatment for OCD in six months. She did not show any improvement and there were still involuntary "evil thoughts" appears. 1 month after adjust regimen to lamotrigine 75-200mg/d, venlafaxine 150mg/d, olanzapine 2.5-5mg/d, clomipramine 175-200mg/d, the patient felt more stable mood and sleep well, but sometimes obsessions. 2 months later, the treatment effect was better for reporting "evil thoughts" disappears and no further complaining of depression and suicidal ideation.

Lab testing results: TSH: 4.69mU/L ↑; T_3: 1.75nmol/L; T_4: 76.23nmol/L; FT_3: 4.27pmol/L; FT_4: 10.9pmol/L ↓; PTC-8: 524.7nmol/L; ACTH: 30.88ng/L. Thyroid ultrasound: swollen thyroid nodules.

Treatment experience: at first, the patient had obviously obsessive-compulsive symptoms, particularly obsessions. When analyze those symptoms, they were identified as following characteristics: ①the patient's obsession was mainly about attack others; ②she had recurrent suicidal ideas significantly; ③ she had agitation symptoms; ④antianxiety and treatment for OCD were useless; ⑤HPT axis was abnormal. The patient's obsession is offensive, but she did not appear impulsive, aggressive behavior. When analyze the causes, we can see that the patient reported anxiety performance like palpitation, irritability and restlessness, the aggressive of her thinking can be seen as intense performance. In fact, she eased her internal anxiety by attacking others which was a form of release. Furthermore, her depression syndrome including significant depression, "three self and three no symptoms" and suicidal ideas was more prominent and the cognitive bias is emergence, while obsessive-compulsive symptoms patients are usually doing things carefully and rarely appear suicidal ideas. We can sum up that the patient's performance is atypical depression phase in bipolar disorder. Previously, the patient did not respond to treatment of OCD like clomipramine and sertraline. After we added a mood stabilizer lamotrigine, the situation had changed. Therefore, when facing patients with similar characteristics of obsessive-compulsive symptoms to the above, bipolar disorder should be considered.

Case 7 Eating problem

A Tibetan girl went to hospital because of repeated anorexia or bulimia for 8 months and obviously weight loss. She had began to feel that teachers and classmates didn't really care about her after a stress event since one and half years ago. Then, she gradually shew symptoms of sleep disorder including hard to falling asleep, light sleep, easily to awake and paroxysmal tachycardia and fidget. She also described unstable emotion. For example, she would be easy to loose temper for small things. What's more, she was being introverted gradually. 8 months ago, she began to recurring episodes of anorexia, eating a little under persuasion. She described that there was a voice from brain controlling her and telling her that she must not eat anything, or she would be agitated. That symptom lasted for 1 week, but the normal state before relapse was less than 20 days. 1 month ago, she appeared bulimia. She would not stop until eating to vomit. Thereafter, anorexia and bulimia symptoms appear alternately, once every three days conversion. After admission, she was diagnosed 'bipolar disorder' and received "triple therapy" mode including Lamotrigine 75-150mg/d, fluoxetine 20-40mg/d, olanzapine 2.5mg/d. 1 month later, she felt with stable mood, good sleep, and no more anorexia or bulimia symptoms. The whole state improved markedly.

Lab testing results: TSH: 4.38mU/L↑; T_3: 1.27nmol/L↓; T_4: 56.77nmol/L↓; FT_3: 2.4pmol/L↓; FT_4: 9.12pmol/L↓; ACTH: 50.95ng/L; PTC: 444.5nmol/L。 Thyroid ultrasound: Hashimoto's thyroiditis.

Treatment experience: Compared with general patients diagnosed as eating disorder, this patient exhibited following characteristics: For patients with anorexia nervosa, they always impose themselves a abnormal limit for ideal weight. Meanwhile, they have obvious cognitive biases of their own body weight, and this variation is very strong. Our patient didn't have that cognitive bias. In this case, patient had alternative symptoms of dieting and binge eating. But she didn't take extreme measures to control weight which could be distinguished with "vomit-type" anorexia. According to patient's age and situation, it is thought that her "anorexia symptom" expressed her inner depression under which she didn't have enough spirit to eat. Also, she experiences agitated with paroxysmal palpitate. In fact, her "bulimia symptom" was to relieve her inner anxiety.

During her illness, she had unstable mood and alternative symptoms of bulimia and anorexia which can be regarded as rhythmic changes. This is similar to typical bipolar disorder, in which manic and depressive phase alternated regularly too. This patient had abnormal HPT axis with agitation symptoms. Above all, patients with these symptoms should be interpreted as atypical symptoms of bipolar disorder, and should be give "triple therapy" mode as early as possible which would get better outcome. In drug selection, we recommend using the side-effect of olanzapine which is weight gain to prevent over-thin and improve appetite.

Case 8 Psychiatric symptoms

The patient is a single old officer with 45 years old, and was admitted to hospital with the presentation of having been hearing the sound without basis and feeling being targeted for 27 years. The patient complaint that he was targeted 27 years ago without any special reasons, even targeted by his classmates when they spitting, and he always heard some strangers talking to him, most of the time criticizing him, and they even sent wreaths to him with abusing each other. Since then, the patient's temper was getting worse and worse, which was manifested by throwing things at home, and beating his mother without any regrets. He tended to get nervous and anxious gradually, with poor appetite and poor study, even cannot insist on. Several months after the symptoms have presented, he was taken to the local psychiatric hospital, diagnosed as schizophrenia, and was treated with haloperidol. The patient withdrew the drugs automatically after several days and his symptoms relieved to the former state automatically after several months. The episode has been repeating for 27 years and the similar symptoms presented every 2-3 years on average with the major symptoms of auditory hallucination and conflict with others. The patient was diagnosed as schizophrenia several times in west

China hospital, and was treated with antipsychotic drugs such as perphenazine, sulpiride and chlorine nitrogen. However, his symptoms relieved after several months although he cannot adhere to the regimen.

The patient was admitted to hospital again when his symptoms relapsed 17 years ago. After receiving multiple electric shock treatment, he was discharged from the hospital with no symptoms, after that he finished his study in the college, and found a job with insistence. However, the patient's symptoms recurred every several months. In addition, he could live on his own, and maintained a good relationship with others.

As the patient's disease was paroxysmal, his psychotic symptoms single each time, associated with mood disorders and irritability, he was considered as a bipolar disorder with atypical symptoms, and his treatment regimen was gradually adjusted to Depakine 500mg bid , fluoxetine 30mg qd, and olanzapine 10mg qn. The symptoms of the patient, such as phonism and paranoid symptoms gradually disappeared after being treated for one month. However, he suddenly described his mood was getting lower, feeling boring all the day, and he had no desire to get angry. He has been continuing his treatment till now.

Lab testing results: TSH: 4.850mU/L↑; T_3: 1.46mU/L; T_4: 104.30mU/L; FT_3: 5.14mU/L; FT_4: 21.47mU/L; ACTH: 57.36ng/L. All the indexes turned to normal after he received the "triple treatment".

Treatment experience: in this case, although the primary symptoms were psychotic symptoms such as hallucinations, delusions, with emotional instability of suspicion, fear and attacking, the fundamental features were: ①the disease is paroxysmal; ②the social function is relatively completed; ③a single antipsychotic drug appears to be effective, but cannot prevent the recurrence of the disease; ④a more typical symptom of depression appears after the "triple therapy"; ⑤the endocrine examination shows the function of HPT axis is unstable. An onset of changed character is one of the most notable clinical characteristic. Therefore, if the psychotic syndrome presents with similar characteristics and shows rhythmicity, the diagnosis of bipolar disorder should be considered. The case is still under observation till now.

Case 9 Irritable symptoms

Ms Chen, female, 18 years old, came to see a doctor because of "presenting with impulsive behavior and irritability for 6 months". She began to feel the pressure of learning 6 months ago when prompting to the third grade of high school. He showed the difficulty in sleeping gradually, felt irritable, cranky during the day. She often argued with her classmates because of trifles and easily quarreled with her family at home throwing things without control. He felt irritable and angry while others walking on the road accidentally noised her even he became entangled in the issue if not get apologies, which sometimes needed help from her friends or family members. For the impulsive behaviors above, the patient would accused of herself and thought upset afterwards, however she felt powerless to control her temper during that time. When calming down, she also felt that her temper had become more and more irritable recently, and her action seemed to be reckless without mindness. As a result, she came to a psychiatric clinic for treatment with her family. At the beginning, she was treated with paroxetine 20-40mg/d, clonazepam 1mg tid, and olanzapine 2.5mg qn for 4 weeks. However, her symptom of losing temper did not improve substantially. Considering her irritable symptoms, her treatment was modified as following: lamotrigine 75-200mg/d, sertraline 50mg/d, and olanzapine 2.5mg/d. After treatment for 6 weeks, the patient's impulsive behavior almost disappeared, her mood was getting better as well as her sleep. Although still feeling great pressure of learning, she was satisfied with current condition and maintained calmed on learning.

Lab testing results: TSH: 4.31mU/L ↑; T_3: 2.37nmol/L; T_4: 156.4nmol/L; FT_3: 6.03pmol/L; FT_4: 15.31pmol/L; ACTH: 27.66ng/L; PTC: 517nmol/L. Ultrasound: nodular goiter.

Treatment experience: symptoms of irritation should be interpreted as one of the basic symptoms of mania for two reasons. Firstly, it can reflect cognitive characteristics (changes of self-evaluation) of the manic syndrome; Secondly, it reflects the instability of emotional rhythm. As her symptoms, the instability of his HPT axis function, and the invalidation of anxiolytic therapy, the "triple therapy" scheme has become inevitable, which is also confirmed by the final effectiveness. It is visible that the interpretation of the clinical symptoms of psychiatry is the key part of guiding accurate diagnosis and treatment.

Case 10 Dysrhythmia case

The patient is a 53-year-old male teacher who came to hospital due to paroxysmal palpitation with insomnia for 3 years and hypersomnia for 2 years. 3 years ago, the patient started to feel rapid heart rate without obvious incentives. He suffered palpitation、chest tightness and sweating during the daytime with poor sleep during the night, especially the falling asleep disorder, excessive dreaming, light and fitfully sleep. The patient was given diazepam and paroxetine, but the effect was not good. 2 years ago, the patient got excessive sleeping which could last for more than 15 hours. He felt drowsiness, fatigue all day, there are only 7-8 hours for him to be aware. What's worse, he could easily fall asleep during driving. The patient bought himself prozac and seroxat to take, but the symptoms did not relieved obviously. In July, He was suggested to go to a special out-patient clinic for treatment, and his symptoms got some remission after given anti-anxiety regimen for 6 weeks, but he still didn't feel satisfaction cause his sleep time still more than10 hours. In accordance with his symptoms, the treatment regimen was adjusted to a "triple therapy", including lamotrigine 75-300mg per day, seroxat 20-40mg per day, seroque 125mg qn, and his symptoms improved significantly after 4 weeks follow-up. The patient restored normal sleep with 7-8 hours one day, his mood was good without any symptoms such as drowsiness, shallow sleep, excessive dreaming. Finally, and he resumed to normal life and satisfied with his treatment.

Lab testing results: TSH: 3.64mU/L; T_3: 1.18nmol/L↓; T_4: 92.88nmol/L; FT_3: 4.99pmol/L; FT_4: 18.46pmol/L; ACTH: 50.16ng/L; PTC-8: 582.6nmol/L.

Treatment experience: Both the generalization of history and interpretation of symptoms are very important for the clinical therapy. The characteristics on this patient were agitation and inhibition, those 2 states appeared alternately, in addition to the unstable function of HPT axis and poor anti-anxiety effect, it was better to be regard as atypical symptoms of bipolar disorder, and good results could be seen with "triple therapy". What shall we learn from this case are: ①The anxiety treatment is more appropriate, if generalized anxiety symptoms associated with 'catastrophic thinking' cognitive characteristics, but bipolar disorder should be considered if it is "agitation". ②If the whole course presented with rhythm changes, the possibility of bipolar disorder should be considered. ③The dysfunction of HPT axis is a good hint for bipolar disorder diagnosis.

Case 11 Obtuse symptoms case

Huang, a 53 years old retired women who came to see the doctor because of indifferent mood, waning interest, and blunt reaction for nearly 3 mouths. 3 mouths ago, she gradually became unwilling to work and communicate with others, instead, she stayed at home all day long. Meanwhile, she also never went to "square dance" with neighbors which she liked before because of no interest. When talking to her, she showed not only slowly responding but also answering with no emotions. She treated people with indifference and did not feel the changes of mood. She said that surrounding things were nothing to do with herself. At the same time, she almost was not initiative to do things, moved slowly, and lost appetite. About those changes, she hadn't perceived any abnormal. She still responded slowly, walked slowly, and didn't care about anything no matter it was important or not. On treatment, she was given Lamotrigine 75-300mg per day, Effexor 150-225mg per day, Olanzapine 2.5mg per day. Six weeks after received the treatment, she felt better and could communicate with her doctor about her changing symptoms. It was significant that the time of reaction was shortened when she answered questions. The whole treatment effect was satisfactory.

Lab testing results: TSH: 3.22mU/L; T_3: 1.49nmol/L; T_4: 92nmol/L; FT_3: 2.71pmol/L↓; FT_4: 28.46pmol/L↑; ACTH: 51.13ng/L; PTC-8: 808.4nmol/L↑. Brain magnetic resonance imaging: no obvious abnormal.

Treatment experience: The characteristics of symptoms of this patient are as follow: ①She didn't show obviously depressive emotions, but presented with dropped interest and cognitive impairment of depression that is unable to give the meaning of life. The whole mental health of her was obviously inhibited. She was unable to please herself and showed an indifferent attitude to surroundings, which should be considered as pathological depressive syndrome when diagnosing; ②The function of HPT axis was abnormal, ③The effect of "triple therapy" mode for bipolar disorder was remarkable. Those characteristics above suggest that depressive syndrome which is mainly characterized by obtuse symptoms should predict the possibility of bipolar disorder. Therefore, "triple therapy" mode for bipolar disorder should be used. The dysfunction of HPT axis also is an important note for diagnosis.

Chapter 3 Conclusions of the "Consensus"

Xueli Sun, Xu Zhang

The conduct of aforementioned multi-center field test under actual clinical practice conditions in real-life is summarized as follow:

(1) It is found in the results from the field test that type Ⅰ and type Ⅱ bipolar disorder as defined in the ICD-10 and DSM-Ⅴ have no substantial differences with the choice of treatment pattern and specific medication, while the purpose of clinical diagnosis and classification is to help understand the essence of a disease category and to provide guidance to "precise" treatment. Therefore, results from the field test question the rationality of current classification of bipolar disorder. This issue should become an important topic for further studies and exploration.

(2) Medical description of any disease should include prodromal stage, onset, complication, and terminal stages. Based on this methodology, the Consensus has proposed the existence of prodromal symptoms (that is, atypical symptoms) and has hoped to prove its existence by the field test. The prodromal symptoms as described here contains two dimensions: firstly, it refers to early symptoms in bipolar disorder that may eventually develop into typical bipolar disorder; secondly, they can remain unchanged over a long period of time, without rapidly developing into typical bipolar disorder; however, when symptoms have significantly impacted patient's social function and brought about painful experience to the patients, they need medical interven-

tions, which should be those directing towards bipolar disorder. It has been found in the field test that evidences in a few aspects, including symptom interpretation, tendency of changes in endocrinological parameters, and treatment outcome, leads to the formation of chain of evidences for the existence of atypical symptoms in bipolar disorder. Thus the proposal in the Consensus that atypical symptoms exist in bipolar disorder is proven to be rational. It has practical significance to clinical practice. As number of cases included into the field test further increases, more “atypical symptoms” closely associated with bipolar disorder may be revealed. In addition, the reveal of “atypical symptoms” suggests further thinking into the implications of the concept of bipolar disorder.

(3) In relation to the idea proposed by scientists in Europe in the past 5 years that disorder of biological rhythm is a common feature for a group of chronic non-infectious diseases, bipolar disorder should be interpreted as emotional rhythm disorder, and even as cognitive rhythm disorder. Then the inner connection and commonality between bipolar disorder and endocrine rhythm disorder, sleep rhythm disorder, blood pressure rhythm disorder, and glucose metabolism merit further exploration. In the meantime, it is also one way to look at when studies and efforts are set to identify essence of bipolar disorder and to explore standards of care.

(4) Results from the field test suggest neuro-endocrinological parameters, particularly abnormalities in HPT axis parameters, are closely related to bipolar disorder. Although the nature of this connection is not yet clear, the parallel changes of them suggest neuro-endocrinological parameters, particularly HPT axis parameters, have significance to the diagnosis, progression, and efficacy of bipolar disorder. The issue merits further attention, studies and practice, along with further ac-

cumulating evidence.

(5) The test confirms "triple therapy" containing anti-depressant + mood stabilizer + atypical antipsychotic drug that act on HPT axis is more effective than random combinations of non-triple regimens used by clinicians in clinical work, and thus merits advocating as an "optimal treatment pattern". As for the adverse outcomes caused by the use of anti-depressants in treatment of bipolar disorder mentioned in some literatures both at home and abroad, they have not been seen in the test, but should be further followed and evaluated. Furthermore, duration of treatment of "triple therapy" in bipolar disorder, and further optimization of drug combination will be further defined in larger sample in future studies.

(6) Due to short follow-up duration in this multi-center study, the conclusions above represent study results from 2014 and 2015 only, and these issues would have to be further validated over a longer period of time and in larger sample. In addition, though the questionnaire for identification of atypical symptoms and suicidal risk assessment questionnaire listed in the appendix have been supported by some cases, and have been used in the field test, they have not yet been fully demonstrated. Therefore, they are provided for reference to clinical practice only. Hopefully more feedback will be received in the future.

(7) Regarding bipolar disorder, there is much more to do, including further understanding atypical symptoms, consensus on biological markers, consensus on "complications", and recognition of life-threatening risks and consensus on their prevention. We must continue to make effort in these aspects.

Appendix 1 Questionnaire for Identification of Atypical Symptoms in Bipolar Disorder and Instruction Manual

Faming Zeng, Xu Zhang

With bipolar disorder regarded as a independent disease entity, recognition of its prodromal symptoms, that is, atypical symptoms, has important practical significance. A two-year field test have confirmed the existence of atypical symptoms in bipolar disorder. To better recognize atypical symptoms in bipolar disorder, the study team started to design this *Questionnaire for Identification of Atypical symptoms in Bipolar Disorder* in 2015 based on the field test. The work started in June 2015.

The groups of atypical symptoms showed some recognizable features as compared to typical symptoms, thus we hoped to capture the outstanding features of atypical symptoms by existing measurement tools, so as to better recognize atypical symptoms. To this end, some measurement tools were used: Young's Mania Rating Scale (YMRS) was used to describe manic symptoms in patients; Montgomery-Asberg Depression Rating Scale (MADRS) was used to describe depressive symptoms in patients; Hamilton Anxiety Scale (HAMA) was used to describe anxiety symptoms in patients; Brief Psychiatric Rating Scale (BPRS) was used to describe psychotic symptoms in patients; and Yale-Brown Obsessive Compulsive Scale (YBOCS) was used to describe obsessive-compulsive symptoms in patients.

1. Survey with open questionnaire

An open questionnaire was used to collect understanding and opinions on atypical symptoms of bipolar disorder, in addition to relevant scales concerning atypical symptoms currently used in clinical practice. These data served as a basis for primary design of the scale and choice of items to form a primary structure of the recognition questionnaire.

2. Basic information of test subjects

Basic information of the test subjects included: ①men and women of all age groups; ②fulfilled diagnostic criteria for bipolar disorder in *the International Statistical Classification of Diseases and related Health Problems* (ICD-10) ; ③a chain of evidence formed after comprehensive analysis of patho-psychology, symptoms, and treatment-related information suggested compliance with features of atypical symptoms in bipolar disorder. Those with the following were excluded: ①patients with acute infection, acute trauma, in peri-operative period, or with acute exacerbation of chronic disease; ②patients who were unable to participate in the survey due to critical condition or moribund condition; ③pregnant or lactating women; ④patients who were unable to understand items in the questionnaire or unwilling to participate in the field test.

Based on criteria listed above, included test subjects were outpatients and inpatients treated from May 2014 to May 2015 in the West China Hospital of Sichuan University. Data were collected from 385 subjects and analyzed, and 21 highly frequent items were selected to form a draft version of *Questionnaire for Identification of Atypical Symptoms in Bipolar Disorder*. All items were listed in random order, and were rated on a scale of 5 levels for 0 to 4 points. Then clinicians and senior master candidates were invited to read these items, as an effort to validate its readability, rationality and suitability. Thereafter, two (2) overlapped items were removed, and 2 items concerning rhythm and biological parameters of atypical symptoms were added (these 2 items were rated on a scale of 2 levels for 0 to 1 point) . Finally, the first edition of *Questionnaire for Identification of Atypical Symptoms in Bipolar Disorder* was born. Currently, the recognition questionnaire is in second stage of compiling. Hereby the first version of *Questionnaire for Identification of Atypical Symptoms in Bipolar Disorder* and instruction manual, included as Appendix 1, are provided to clinical professionals and readers for reference only(Table A1 and Table A2).

Table A1 Questionnaire for Identification of Atypical Symptoms in Bipolar Disorder (primary edition)

	Items	Rating				
		0 (none)	1 (mild)	2 (moderate)	3 (severe)	4 (extremely severe)
1	Observable depression					
2	Somatic anxiety: sensory system					
3	Insomnia					
4	Pessimistic thoughts					
5	Gastrointestinal symptoms					
6	Suicidal idea					
7	Anesthesia					
8	Nervousness					
9	Depressive description					
10	Anxious mood					
11	Autonomic symptoms					
12	Anxiety					
13	Inadequate motivation					
14	Decreased concentration					
15	Tension					

(continued)

	Items	Rating		
16	Fear			
17	Behaviors during interview			
18	Decreased appetite			
19	Tension			
20	Any abnormality in parameters of pituitary- hypothalamus - thyroid axis?	–	–	–
21	Rhythm of symptoms	–	–	–

Total score: ____________

Table A2 Instruction Manual for the Questionnaire for Identification of Atypical Symptoms in Bipolar Disorder

1	Observable depression	Observe degree of bad mood, grief, frustration, or emotional depression in the subject: 0 = none; 1 = seem sad, but can be cheered up; 2 = significant sadness and depression, but emotion can be influenced by external world; 3 = depression for most time of a day, and emotion is generally unaffected by external world; 4 = depression for the entire day of extreme severity
2	Somatic anxiety: sensory system	Observe subject for sore muscle, inflexible motion, frequent twitching of muscle, jerking of limbs, striking teeth, and shaking voice, their frequency and severity, and rate as 0 (none) , 1 (mild) , 2 (moderate) , 3 (severe) , or 4 points (extremely severe)
3	Insomnia	Observe subject for difficulty falling asleep, easily wakened, superficial sleep, dreaminess, nightmare, night terror, and feeling tired after sleep, their frequency and severity, and rate as follow: 0 = sleep as usual; 1 = mild sleep-related symptoms above; 2 = decrease or interruption of sleep for 2 hours or above; 3 = total sleep time per day is no longer than 2 - 3 hours; 4 = barely able to fall asleep
4	Pessimistic thoughts	0 = none; 1 = occasional sense of failure, self-blame, and inferiority; 2 = persistent self-blame or definite but reasonable self-guilt, and feel gloomy about the future; 3 = persistent self-blame or definite but unreasonable self-guilt, and feel gloomy about the future; 4 = delusion of self-destruction, self-remorse or feel steeped in crime, with absurd and unshakable self-accusation

(continued)

5	Gastrointestinal symptoms	Observe subject for dysphagia, belching, poor appetite, dyspepsia (abdominal pain, heart burn, abdominal distension, nausea, gastric bloating after food intake) , bowel sound, diarrhea, weight loss, and constipation, their frequency and severity, and rate as 0 (none) , 1 (mild) , 2 (moderate) , 3 (severe) , or 4 points (extremely severe)
6	Suicidal idea	0 = none; 1 = feel tired of life, with occasional momentary suicidal idea; 2 = feel it would be better to just end his/her life, with frequent suicidal idea, believing suicide is a possible way out, but have no solid suicide plan; 3 = have a suicide plan for a suitable timing, and now actively preparing; 4 = one or more attempted suicide
7	Anesthesia	0 = normal interest in people and things around; 1 = find daily events less enjoyable; 2 = loss of interest in things around, but have affection to friends and people who are close to them; 3 = loss of interest in things around, loss of affection to friends and people who are close to them; 4 = in a state of emotional anesthesia, unable to feel anger, grief or joy, complete loss of affection to friends and relatives
8	Nervousness	0 = calm; 1 = calm, with occasional nervousness; 2 = occasional nervousness and unspeakable discomfort; 3 = persistent nervousness, or intermittent presentation of fear state, which takes great efforts to overcome; 4 = constant fear and distress and extreme terror
9	Depressive description	Described by subject as 0 = none; 1 = occasional depression in daily mood; 2 = depression or emotional depression, but can be made better; 3 = absorbed in depressive and frustrated mood, but the mood can be influenced by environment; 4 = constant and deep depression and frustration
10	Anxious mood	Observe subject for worry, concern, feeling the worst things are about to happen, and easily irritable, their frequency and severity, and rate as 0 (none) , 1 (mild) , 2 (moderate) , 3 (severe) , or 4 points (extremely severe)
11	Autonomous symptoms	Observe subject for dry mouth, flush, paleness, sweatiness, easily get "goose bumps", tension headache, and raising hair, their frequency and severity, and rate as 0 (none) , 1 (mild) , 2 (moderate) , 3 (severe) , or 4 points (extremely severe)
12	Anxiety	Psychological anxiety experienced by subject, that is, worry, fear, or over concern about the future, its frequency and severity, and rate as 0 (none) , 1 (mild) , 2 (moderate) , 3 (severe) , or 4 points (extremely severe)

continued

13	Inadequate motivation	0 = no difficulty in starting activity, and motion is not slow either; 1 = start to have difficulty; 2 = difficulty to start complicated activity, and take great effort to do this; 3 = difficulty to start even simple daily activity, and take great effort to do this; 4 = complete idleness, and cannot do anything without help
14	Decreased concentration	0 = none; 1 = occasional difficulty to concentrate thoughts; 2 = difficulty to concentrate thoughts, leading to mild interruption to reading or conversation; 3 = difficulty to concentrate thoughts, leading to significant interruption to reading or conversation; 4 = complete unable to concentrate thoughts and unable to read
15	Tension	Observe subject for anxiety motions (restlessness, uneasiness, rubbing hands and stamping feet, pacing back and forward, increased petty actions, inability to concentrate, cannot even explain why being so horrified) , their frequency and severity, and rate as 0 (none) , 1 (mild) , 2 (moderate) , 3 (severe) , or 4 points (extremely severe).
16	Fear	Observe subject for fear of darkness, strangers, being alone, animals, riding or travelling, and occasions with a lot of people, its frequency and severity, and rate as 0 (none) , 1 (mild) , 2 (moderate) , 3 (severe) , or 4 points (extremely severe).
17	Behaviors during interview	Observe subject for: (1) general manifestations: tension, unable to relax, jittering, biting finger nail, clenching fist, playing with handkerchief, twitching of facial muscles, constant stamping feet, shaking hands, frown eye brows, stiff face, high muscular tension, signing breath, pale face; (2) physiological manifestations: swallowing, frequent hiccup; increased heart rate and respiratory rate (over 20 times/minute) at rest, tendon hyperreflexia, tremor, dilated pupil, jerking eye lid, sweatiness, and exophthalmos, their frequency and severity, and rate as 0 (none) , 1 (mild) , 2 (moderate) , 3 (severe) , or 4 points (extremely severe)
18	Decreased appetite	0 = normal or increased appetite; 1 = mildly reduced appetite; 2 = moderately reduced appetite; 3 = loss of appetite, and find food tasteless; 4 = reluctance to take food and need assistance
19	Tension	Observe subject for stress feeling, easily get tired, unable to relax, emotional response, easily start crying, shaking, and feel uneasy, their frequency and severity, and rate as 0 (none) , 1 (mild) , 2 (moderate) , 3 (severe) , or 4 points (extremely severe)
20	Any abnormality in parameters of pituitary- hypothalamus - thyroid axis?	Rate based on whether there is abnormality in parameters of pituitary- hypothalamus-thyroid axis (TSH, T_3, T_4, fT_3, fT_4) as: 0 = no; 1 = abnormality in any parameter.
21	Rhythm of symptoms	Rate rhythmicity of symptoms in subject as: 0 = no rhythmicity; 1 = rhythmicity

Proposed scoring method: scores from all items are summed up for a total score. The higher total score, the higher possibility of atypical symptoms. Cutoff point for total score is set at 21 points at the moment.

Method of test: it is an observer-administered questionnaire that combines semi-structured interview and observation. It may take some time to collect information from family or insiders to complete the evaluation.

Appendix 2 Suicidal Risk Assessment Tool

Xiaolin Li

Suicide is a serious public health issue. Risk for suicide is rather high in bipolar disorder. By sifting through literatures and analyzing theories and contents, investigators pooled candidate items for suicidal risk assessment. After two (2) rounds of Delphi method consulting, the items were screened, modified, and improved in terms of item constitution, scoring method, and operational instructions, in order to form a trial version of Suicidal Risk Assessment Table. Reliability of the consulting was evaluated using a few indexes, including representativeness of experts, expert enthusiasm coefficient, expert authority coefficient, and Kendall coefficient of concordance. Results of the consulting were assessed using mean degree of importance, coefficient of variation, and composite index. The trial version of Suicidal Risk Assessment Table was applied to clinical practice. Semi-structured interview was conducted with patients admitted to psychiatry, oncology, and dialysis patients of medical nephrology using this Suicide Risk Assessment Form, Center for Epidemiological Survey — Depression Scale (CES-D) and Beck Hopelessness Scale. The assessment table yielded good reliability and validity(Table A3 and Table A4).

Table A3 Suicidal Risk Assessment Table

	Items	Scores
1	Acute stress/recent negative life events	2 = yes, with major impact; 1 = yes, with moderate impact; 0 = no, or mild impact
2	Chronic mental stress	2 = yes, with major impact; 1 = yes, with moderate impact; 0 = no, or mild impact
3	History of psychiatric diseases	1 = yes; 0 = no

(continued)

	Items	Scores
4	History of attempted suicide	4 = attempted suicide in the last 6 months or multiple episodes of attempted suicide in the past;2 = one episode of attempted suicide (6 months earlier) ;0 = none
5	History of self-mutilation	2 = more than one attempt or one attempt associated with serious damage; 1 = one attempt of mild severity; 0 = none
6	Attitude towards suicide	1 = positive attitude; 0 = negative or contradictory/neutral attitude
7	Early traumatic experience	1 = yes; 0 = no
8	Repressive, seclusive, or avoidant personality, or impulsive, irritable, or aggressive personality	1 = yes; 0 = no
9	Cognitive rigidity or passive cognition	1 = yes; 0 = no
10	Passive/invalid coping mechanism	1 = yes; 0 = no
11	Depressive mood	2 = severe; 1 = mild to moderate; 0 = none
12	Hopelessness	4 = severe; 2 = mild to moderate; 0 = none
13	Helplessness/loneliness	2 = severe; 1 = mild to moderate; 0 = none
24	Self-burden/self-blame and self-guilt	2 = severe; 1 = mild to moderate; 0 = none
15	Worthlessness/low self-esteem	2 = severe; 1 = mild to moderate; 0 = none
16	Social withdrawal or isolation	1 = yes; 0 = no
17	Suicidal idea	4 = highly frequent or highly intense suicidal intent; 2 = intermittent and mild suicidal intent; 0 = none
18	Suicidal plan/preparation	4 = detailed and specific plan or having started preparation; 2 = having thought about it, but there is no details yet; 0 = none
		Total risk score: ___________
19	Strong social support	2 = yes, in abundance; 1 = yes, in moderation; 0 = no or scarcely any
20	Unaccomplished matters or responsibilities	1 = yes; 0 = no
21	Strong sense of responsibility to life	1 = yes; 0 = no
22	Active life attitude and coping mechanism	1 = yes; 0 = no
		Total protective factor score: __________

Table A4 Instruction Manual for Suicidal Risk Assessment Table

1	Acute stress/recent negative life events	Events experienced in the past month that impose negative psychological impact on subject Including: work or school issues, such as unemployment, excessive work pressure, failure to get employment or school admission; family, marriage, or relationship issues, such as divorce, breakup, bad terms between couple, serious illness or death of a family member; social issues, such drastic interpersonal conflict, and involvement in legal disputes; personal health issues, major financial issues, accidents, and natural disasters, etc.; and any other negative stress events that are considered having impact on the subject Degree of "impact" is determined based on how much the patient experiences, reflected as psychological and mental impact, and experienced as tension, stress, distress or pain
2	Chronic mental stress	Long-term (> 1 month) work- and life-related distress or pressure, which still has impact at the moment Including: work or school issue; family, marriage, and relationship issues; social issues; personal health issues; financial issues, etc.; and any other negative stress events that are considered having impact on the subject on a long-term basis Degree of "impact" is determined based on how much the patient experiences, reflected as psychological and mental impact, and experienced as tension, stress, distress or pain
3	History of psychiatric diseases	Diagnosis of any of the following: mood disorder (including depressive disorder, bipolar disorder, and dysthimic disorder) , schizophrenia, anxiety disorder (including generalized anxiety disorder and panic disorder) and stress-related disorder
4	History of attempted suicide	Behaviors intended to end one's life that have failed due to a number of reasons (for example, got caught, salvage administered in time) ; the behaviors did not lead to immediate outcome of death. There is generally physical injury in those who have attempted suicide, but physical injury is not an essential condition for attempted suicide
5	History of self-mutilation	An individual intentionally and repeatedly injures his/her own physical tissue without definite suicidal intent; such behaviors are not socially recognized, and are not lethal or minimally lethal "Mild intensity" includes non-lethal injuries, such as heating oneself intentionally, pulling hair, bumping head or hitting other objects with fists, and pinching or scratching oneself "Severe intensity" includes potentially lethal injuries, such as cutting or stabbing oneself, overdose, and swallowing foreign objects (that cannot be digested)
6	Attitude towards suicide	A persistent and consistent inclination of attitude towards suicidal behaviors and those who commit suicide Including: negative attitudes towards suicide, such as opposition, disapproval, rejection, or discrimination; positive attitudes towards suicide, such as affirmation, approval, understanding, or tolerance; and contradictory and neutral attitudes

(continued)

7	Early traumatic experience	Events and experiences occurred in early life (12 years and before) that can trigger painful feelings and memories to the subject. These include loss of significant others (lose a father or mother) and separation from significant others in early growth phase, absence of early intimate relationship, physical abuse (such as beating up) , emotional abuse (such as language abuse) or sexual abuse (such as obscenity and raping) , being ignored, domestic violence, excessive humiliation, accusation, and scolding, and chaotic childhood (for example, parents are drug addicts)
8	Repressive, seclusive, or avoidant personality, or impulsive, irritable, or aggressive personality	Significant and prominent introversion, presented as a personality that is overly solitude and bizarre, and repressive; or significant and prominent loss of control of emotion and affection, presented as tendency toward aggression, impulsion, and violence
9	Cognitive rigidity or passive cognition	Significant and prominent manifestations including narrow thinking, hasty generalization, and extreme thinking (things are either this way or that way, and are either good or bad) ; tendency to excessively focus on negative aspects and to look at dark side of things in daily life
10	Passive/invalid coping mechanism	Subject shows negative coping mechanisms, such as self-blame, avoidance, and repression, and is unable to choose positive, effective, and mature way (such as seeking social support, face it positively) to cope with stress events
11	Depressive mood	Manifestations include depressive emotion, loss of interest, lack of pleasure with things they used to enjoy, gloominess, insomnia and early wakening, and more severity in day and less severity in night (1) None; (2) Mild to moderate: occasional or sporadic presentation of relevant emotional state or presentation and expression during conversation; (3) Severe: spontaneous speech and non-verbal expression (facial expression, action) , often or almost constant expression of such emotion
12	Hopelessness	Loss of hope for the future or loss of motivation, feeling hopeless for the future and things can never get better, and losing faith in the future (1) None; (2) Mild to moderate: occasional or sporadic doubt "whether things will ever get better", feeling "hopeless", but could feel relieved after explanation; (3) Severe: constant feeling of "hopelessness", feel frustrated, pessimistic or desperate about the future, and cannot feel relieved even after explanation
13	Helplessness/ loneliness	Thinking or feeling that he/she is all alone and helpless, lacking sense of belonging and reliable relationship (1) None; (2) Mild to moderate: occasional expression that "no one around can help me" or complaint that he/she couldn't feel any care, concern, or attention from friends and family and that he/she feels lonely in conversations; (3) Severe: compliant that he/she is alone and helpless, feels himself/herself being isolated from outside or being rejected

(continued)

14	Self-burden/self-blame and self-guilt	Self-blame for behaviors and states in the past or at present, thinking oneself guilty (1) None; (2) Mild to moderate: occasional or sporadic expression that he/she is a burden to other, blaming himself/herself and thinking that he/she brings troubles to others; or thinking he/she has made a mistake, and what happens now is a punishment to him/her; (3) Severe: Constant sense of guilt or feeling ashamed and sad about himself/herself inside, hating or resenting himself/herself
15	Worthlessness/low self-esteem	Self-abasement, thinking himself/herself useless or worthless; self-denial (1) None; (2) Mild to moderate: Occasional expression of self-abasement, thinking himself/herself useless in conversations; may complain: "I am inferior" or "I am good for nothing"; (3) Severe: self-abasement is so severe to the point of delusion; frequent expressions that "I am a piece of rubbish" or "I am worthless"
16	Social withdrawal or isolation	Subject tries to avoid human contact to the extent possible; as in this evaluation, it is defined as significantly less social activity in the past month as compared to previous time span
17	Suicidal idea	"Suicidal idea" is defined as the thought to end one's life, without well-formed suicidal plan, preparatory activity, or actual action to harm oneself "Mild suicidal idea" is defined as a feeling that life has no meaning and it would be better to just die "Highly intensive suicidal idea" is defined as an idea pointing to self-destruction and a resolution to take action to end one's life "Highly frequent suicidal idea" is defined as frequent or almost constant suicidal idea in the past week "Intermittent suicidal idea" is defined as occasional or sporadic suicidal idea in the past week
18	Suicidal plan/ preparation	"Suicidal plan" is defined as a established plan to harm oneself, but no actual preparation has been made, not to mention any actions "Suicidal preparation" is defined as preparation for suicidal action, but nothing harmful has yet been done. This can include stocking tools and methods that can be used to harm oneself, such as buying poisons, drugs, or guns and bullets for the purpose of suicide, or visiting locations to commit suicide; and property distribution, funeral arrangement, and writing last word
19	Strong social support	Adequate and strong social support system (friends, family, and relevant social institutions) , from which subject can find the help and support needed
20	Unaccomplished matters or responsibilities	This refers to children who need care, parents who need supports, or other persons that concern the subject, or things the subject wants to do
21	Strong sense of responsibility to life	Subject tends to show passion, respect, and appreciation to his/her own life, other's life, and all lives in the nature and human society
22	Active life attitude and coping mechanism	Subject can face life and difficulties with an optimistic and positive attitude, and can cope and manage problems in a mature and effective way

Intended occasions: patients who need further comprehensive evaluation to recognize risk for suicide, including all patients admitted to psychiatry, those who have suicidal and/or self-mutilating behaviors in the past, those who have expressed suicidal thoughts or with significant emotional abnormality (depression and/or hopelessness) , and those with serious physical diseases.

Intended scoring method: risk factors and protective factors are scored separately. The higher total risk score, the higher risk for suicide. Cutoff point for total risk score is 11 points; the higher protective factor score, the lower risk for suicide.

Intended test method: It combines semi-structured interview with observation. It may also take some time to collect information from family or insiders to complete the evaluation.

Appendix 3 The Normal Range of Endocrine Index in Department of Experimental Medicine in West China Hospital, Sichuan University

Endocrine axis	Item	Unit	Reference value
HPA	PTC-8	nmol/L	147.3-609.3
	ACTH	ng/L	5.0-78
HPT	TSH	mU/L	0.27-4.2
	T_3	nmol/L	1.3-3.1
	FT_3	pmol/L	3.6-7.5
	T_4	nmol/L	62-164
	FT_4	pmol/L	12.0-22.0
HPG	LH	mIU/Ml	Follicular phase：2.4-12.6 Ovulatory phase：14.0-95.6 Luteal phase：1.0-11.4 Menopause：7.7-58.8
	FSH	mIU/ml	Follicular phase：3.5-12.5 Ovulatory phase：4.7-21.5 Luteal phase：1.7-7.7 Menopause：25.8-134.8
	PRL	ng/ml	6.0-29.9
	E2	pg/ml	Follicular phase：12.5-165.5 Ovulatory phase：85.78-498 Luteal phase：43.82-211 Menopause：<5-54.72 Pregnancy: 215-4300
	P	ng/ml	Follicular phase：0.2-1.5 Ovulatory phase：0.8-3.0 Luteal phase：1.7-27 Menopause：0.1-0.8

Appendix 4 Abbreviations Table

Abbreviation	English	Chinses
5-HT	serotonin	5-羟色胺
ACTH	adrenocorticotropic hormone	促肾上腺皮质激素
BPRS	Brief Psychiatric Rating Scale	简明精神病评定量表
CGI	Clinical Global Impression	临床疗效总评量表
CORT	cortisol	皮质醇
DA	dopamine	多巴胺
DSM-Ⅳ	Diagnostic And Statistical Manual Of Mental Disorders, Fourth Edition (DSM-4)	美国精神疾病诊断与统计手册，第 4 版
DSM-Ⅴ	Diagnostic And Statistical Manual Of Mental Disorders, Fifth Edition (DSM-5)	美国精神疾病诊断与统计手册，第 5 版
E2	estradiol	雌二醇
FDA	Food and Drug Administration	美国食与药物监督管理局
FSH	follicle-stimulating hormone	尿促卵泡素
fT_3	free triiodothyronine	游离三碘甲状腺原氨酸
fT_4	free thyroxine	血清游离甲状腺素
GABA	gamma-amino-butyric acid	γ-氨基丁酸
HAMD	Hamilton Rating Scale for Depression	汉密尔顿抑郁量表
HPAs	hypothalamic-pituipary-adrenal axis	下丘脑-垂体-肾上腺轴
HPGs	hypothalamic-pituitary-gonad axis	下丘脑-垂体-性腺轴
HPTs	hypothalamic-pituitary-thyroid axis	下丘脑-垂体-甲状腺轴
ICD-10	The International Classification of Diseases, Ten Edition	国际疾病分类，第 10 版

(continued)

Abbreviation	English	Chinses
LH	luteinizing hormone	黄体生成素
MADRS	Montgomery-Asberg Depression Rating	蒙哥马利抑郁评定量表
NE	norepinephrine	5-去甲肾上腺素
P	progestone	黄体酮
REM	rapid eye movement	快速眼动
SNRIs	dual serotonin and norepinephrine reuptake inhibitor antidepressants	五羟色胺和去甲肾上腺素再摄取抑制剂
SSRIs	selective serotonin reuptake inhibitor antidepressants	选择性 5-羟色胺再摄取抑制剂
T_3	triiodothyronine	3′-三碘甲腺原氨酸
T_4	thyroxine	甲状腺素
TESS	Treatment Emergent Symptom Scale	治疗副反应量表
TRH	thyrotropin-releasing hormone	促甲状腺激素释放激素
TSH	thyroid stimulating hormone	促甲状腺激素
YMRS	Young Manic Rating Scale	杨氏躁狂评定量表